L'ART DE SE PRÉSERVER

ET DE SE

GUÉRIR RADICALEMENT

DE LA SYPHILIS.

IMPRIMERIE DE VEUVE DONDEY-DUPRÉ,
Rue Saint-Louis, N° 46.

L'ART DE SE PRÉSERVER

ET DE

SE GUÉRIR RADICALEMENT

DE LA SYPHILIS,

DES DARTRES

ET DE

TOUTES LES MALADIES CONTAGIEUSES QUI ONT POUR CAUSE UN SANG ACRE VICIÉ;

Par J.-P. Troncin,

Docteur de la Faculté de Médecine de Paris, etc.

IN-8°. — PRIX : 2 FR. 50 CENT.

PARIS,

CHEZ L'AUTEUR, RUE DES FOSSÉS-DU-TEMPLE, N° 16.

—

1857.

PRÉFACE.

Cet opuscule est écrit sous l'inspiration d'idées philantropiques méditées depuis longues années.

L'absence, autant que possible, des mots techniques, démontre que je me suis spécialement imposé l'obligation de me faire comprendre du trop grand nombre de personnes qui, malheureusement, sont peu initiées aux secrets de notre art.

J'ai entrepris cet ouvrage dans l'intention de détruire ou d'empêcher les funestes effets d'une foule de préjugés et d'erreurs, tant de la part du malade que de celle du médecin. Cette détermination est le résultat de l'impression douloureuse que j'éprouvai à mon début dans la carrière médicale. Lorsque je pus comprendre les rapports infinis de la maladie vénérienne, avec le plus grand nombre des autres affections morbifiques, je considérai comme un devoir de faire tous mes efforts pour parvenir à trouver un traitement capable, sinon de l'anéantir, du moins de la rendre moins nuisible, traitement dont le résultat ne serait pas comme la plupart de ceux connus jusqu'alors, infructueux ou plus terribles que la maladie même.

Vingt-deux ans de veilles et de travaux, suivis avec une constante persévérance, ont dépassé au-delà de tous mes vœux le but que je me proposais d'atteindre; et aujourd'hui, plus que jamais, j'affirme que le virus vénérien, mis en rapport avec la lotion que je nomme anti-psoro-syphilide, peut être neutralisé, détruit, si on attaque ce fléau dans sa source, dans son lieu de reproduction, dans les maisons de filles publiques. Avant peu il ne doit plus exister que de nom, et, semblable à la lèpre, à la plique, on le regardera plutôt comme un fait rare, pour lequel l'imagination aura peine à se figurer la généralité avec laquelle il a pu sévir.

Des oppositions de tout genre, de la part des hommes de la science, ne m'ont pas manqué depuis la publication de ma première édition. Je m'attendais aux obstacles sans nombre qui m'ont été suscités; mais ce dont je n'étais pas entièrement convaincu, c'est qu'une basse jalousie, l'esprit de système ou la perte d'une place, rendue inutile par l'extinction de ce fléau, aient pu décider des gens non sans mérite à repousser de toutes leurs forces l'emploi d'un moyen aussi important pour la santé publique. Dans cette nouvelle édition, je me suis attaché à combattre par de nombreux faits tous les faibles argumens qu'on peut m'opposer. Les nouvelles preuves sont tirées non seulement de ma pratique, mais aussi de celle de mes adversaires.

D'après ce que j'ai avancé, ce que j'ai fait et ce qu'on a pu voir, la conviction de l'existence d'un agent capable de garantir de la syphilis devient irrécusable, même pour mes antagonistes ; ils savent très-bien que rien ne pourra empêcher la propagation générale de mon préservatif.

J'avouerai franchement que souvent la pensée d'attaquer seul un mal aussi généralement répandu, dont l'existence, même pour de sévères moralistes, paraît nécessaire et indispensable, m'a paru bien ambitieuse, et j'ai craint que cette tâche ne fût au-dessus de mes forces, mais les encouragemens sans nombre que j'ai reçus m'ont laissé l'espoir que je ne lutterais pas en vain pour persuader les plus incrédules.

J'ai voulu d'abord faire voir que, de tout tems, les parties génitales ont été affectées de diverses maladies analogues à celles de nos jours; que la maladie vénérienne était très-ancienne; qu'elle a pu être désignée sous diverses dénominations appartenant à plusieurs symptômes locaux; que de tems en tems on iv

a constamment pris des moyens sévères pour
s'en garantir.

J'ai démontré la singulière analogie qui
existe entre les divers virus; j'ai démontré que
rien ne peut expliquer en quoi ils consistent,
et que si déjà des préservatifs existent pour
plusieurs d'entre eux, pourquoi n'en existerait-
il pas un contre la syphilis ?

J'ai prouvé que ce n'était pas impunément
qu'on bravait le virus syphilitique; que ce mot
vague de virus ne désignait pas exactement la
réalité du mal; j'ai fait voir avec quelle effroyable facilité il peut se propager, comment il
attaque les différens tissus de notre organisation, les variétés, les anomalies sans nombre
qu'il peut subir, et comment, par sa complication, il change les symptômes de toutes les
maladies en général, les dénature et les rend
souvent méconnaissables. J'ai fait voir l'indispensable nécessité de reconnaître cette complication, la légèreté avec laquelle beaucoup de
médecins traitaient cette maladie, l'insuffisance
de la plupart des traitemens, et le danger qu'il
y avait de la part du malade de considérer légèrement son mal. J'ai prouvé qu'il ne pouvait
y avoir de traitement unique; qu'à chaque
période de la maladie il doit changer; qu'il
ne peut être le même pour les divers tempéramens et les différens climats; que très-souvent

un seul traitement, aussi rationnel qu'on puisse le supposer, ne saurait suffire pour détruire entièrement les dernières racines du mal.

J'ai fait connaître de quelle importance serait un préservatif, comment la maladie vénérienne pourrait être détruite, la nécessité de considérer différemment les maisons de prostitution, l'importance de faire de nouveaux réglemens, et de quelle manière enfin toutes les femmes publiques pourraient se purifier et se garantir.

Quelles que soient les allégations qu'on essaie de m'opposer, je pense, en écrivant cet ouvrage, avoir rempli le devoir d'un médecin appelé à soulager l'humanité; car je crois qu'il y a autant de mérite à prévenir une maladie qu'à la guérir.

Je ne partage pas l'opinion de beaucoup de médecins qui pensent qu'il suffit aux malades d'être secourus, sans qu'ils aient besoin de savoir comment. Mon avis tout opposé est qu'il est tems, qu'il est donné à notre époque de faire disparaître l'espèce de mystère dont on enveloppe la science médicale. Une des connaissances les plus utiles à acquérir serait d'avoir quelques notions, quelques idées exactes sur les divers maux qui peuvent nous atteindre, sur les précautions à prendre pour les éviter.

Les maladies ne seraient-elles pas en moins

grand nombre et ne seraient-elles pas généralement moins graves, si chacun, comme observateur de soi-même, pouvait servir d'adjoint au médecin?

Je laisse à penser quels heureux résultats produirait l'initiation de tous dans l'art médical; certes, je n'ai pas la prétention d'obliger tout le monde à être médecin dans toute l'acception du mot; les études sont trop longues, trop pénibles et demandent trop d'abnégation de soi-même. Je voudrais seulement, et je crois qu'il serait plus utile à chacun de nous, de savoir quelle est la cause qui doit terminer notre existence, plutôt que d'acquérir de vaines connaissances sur des choses qui ne peuvent jamais nous être très-utiles, et sur des pays que nous ne devons peut-être jamais parcourir. Ceux qui possèdent déjà ces connaissances médicales, que je regarde comme indispensables, savent très-bien que souvent c'est pour beaucoup d'entre nous une question d'existence. Combien de maladies, insignifiantes d'abord, sont devenues mortelles en attendant le médecin. Ce qui me paraît inexplicable, c'est que dans les campagnes chacun possède des recettes pour soigner ses bestiaux : on connaît bien les plantes qui peuvent leur être utiles ou nuisibles, et pour soi-même, on ne cherche pas à acquérir les premières notions d'un art qui doit prévenir, pallier ou guérir les maladies dont on est menacé.

Je m'occupe de ma spécialité, *la syphilis*, de cette horrible affection qui non seulement nous décime, mais qui nous atteint aussi le plus généralement. Cette maladie doit être considérée comme la plus effroyable qui puisse attaquer l'espèce humaine dans son principe, dans sa génération. Si je forme un vœu aujourd'hui, c'est que mes confrères s'occupent comme moi de répandre leurs connaissances, de rendre faciles à concevoir les prétendus secrets de notre art; on prouvera par là que rien n'est plus faux que cet adage populaire, qui dit qu'en médecine tout est problématique ou conjectural.

Pour faciliter les rapports du malade au médecin, je donne une espèce d'aperçu des questions qu'on doit faire dans une consultation par correspondance, et pour faciliter toute intelligence au consultant, pour lui éviter toute recherche de termes techniques, de désignations des variétés morbides, je donne, à la fin de cette brochure, une nomenclature et une description succincte de tous les symptômes et des variétés que peut offrir la maladie syphilitique.

Je n'ai écrit que sur la nature de la maladie vénérienne; mais je m'occupe de réunir des faits et des documens pour publier un traité complet sur cette matière.

L'ART

DE SE PRÉSERVER

ET DE SE

GUÉRIR RADICALEMENT

DE LA SYPHILIS,

DES DARTRES

ET DE

TOUTES LES MALADIES QUI ONT POUR CAUSE UN SANG ACRE OU VICIÉ.

CHAPITRE PREMIER.

DES AFFECTIONS DES PARTIES GÉNITALES CONSIDÉRÉES A TOUTES LES ÉPOQUES, DANS LES TEMS LES PLUS RECULÉS, ET DU RAPPORT DE BEAUCOUP D'ENTRE ELLES AVEC LA MALADIE VÉNÉRIENNE D'AUJOURD'HUI.

Les affections des parties génitales étaient, il y a peu d'années, assez généralement rapportées à la maladie vénérienne. Beaucoup de médecins ne voulaient ou ne savaient pas faire de distinction. Aujourd'hui c'est presque le contraire. Beaucoup d'entre eux ne voient plus dans les divers symptômes de la Syphilis que des affections simples, locales; d'autres leur donnent pour cause directe une prétendue phlogose des voies intestinales, et soutiennent leur opinion par des raisonnemens qui paraissent d'abord assez spécieux, mais qui ne sauraient soutenir un examen approfondi, ni l'analyse exacte que comporte une vraie clinique médicale. Le médecin doit se reporter aux époques antérieures, à l'invasion de cette multiplicité d'affections cutanées qui régnaient dans le moyen-âge, afin de connaître plus exactement les maladies qui affectaient les parties sexuelles chez les anciens peuples. Une étude approfondie y fait reconnaître la plupart des symptômes qui existent aujourd'hui, et dont quelques-uns étaient évidemment contagieux.

Les médecins grecs et romains observaient et traitaient des écoulemens de diverses natures, des excroissances variées, des condylômes, des abcès, qui avaient spécialement leur siége aux parties génitales. Hippocrate distinguait diverses espèces d'écoulemens chez la femme; c'est lui qui a qualifié du beau nom de fleurs blanches celui qui n'était pas contagieux. Il a donné des préceptes pour guérir les ulcères et les verrues aux parties génitales; il fait mention de la suppuration des glandes inguinales qu'il attribuait à une dégénération ou à une suppression du fluide menstruel. En se reportant même à des époques plus reculées, on voit Moïse faire des réglemens et des lois sévères contre les personnes affectées d'un écoulement qu'il supposait être produit par de la semence, leur défendre toute cohabitation, les obliger de se purifier et de s'isoler pendant un certain tems.

Par ce qui précède, il est démontré que les parties génitales ont été affectées de tout tems comme elles le sont aujourd'hui. En effet, comment se pourrait-il que des parties douées d'une sensibilité aussi exquise, d'une peau aussi fine, ayant une si grande propriété pour absorber tout ce qui se trouve à leur surface et qui sont exposées à se trouver en contact avec des secrétions irritantes, telles que le fluide menstruel, etc., ne fussent pas directement affectées?

Les divers symptômes observés de tout tems n'ont varié qu'en donnant des différences en intensité par une cause épidémique quelconque. Peu importe le nom qu'on leur ait assigné, il est de notoriété que toutes les épidémies qui se sont déclarées sévissaient d'abord avec violence, se concentraient dans certaines localités, ou se propageaient dans une ou plusieurs parties du globe ; ces épidémies ont presque toujours varié dans leur durée, et si elles ont offert quelques modifications dans les symptômes ordinaires, toutes, indistinctement, après un certain laps de tems, ont fini par disparaître.

Maintenant on regarde comme une modification ou comme une nouvelle maladie vénérienne, le scherliévo, le pian, la maladie des Suédois, celle du Canada est positivement connue sous cette dénomination ; les anciens, avec des idées non moins exactes que les nôtres, ne faisaient pas de semblables distinctions; mais chez eux les bains, les ablutions étaient si souvent en usage, que les maladies des parties génitales ne s'observaient que lorsqu'une civilisation usée avait détruit toute règle hygiénique, affaibli, détérioré le tempérament par suite de débauches et de dépravation générale, encore ces affections n'apparaissaient spécialement que dans les lieux publics de prostitution. Mais le plus ordinairement, l'hygiène était si bien observée que, lorsqu'une circonstance atmosphérique, ou toute autre cause, développait une épidémie offrant des symptômes qui affectaient de préférence les organes de la génération, elles étaient en général de peu de durée, sévissaient particulièrement chez les esclaves, et ne faisaient qu'engager à multiplier l'usage des moyens qu'on employait habituellement. Hippocrate a décrit de ces épidémies et a donné des règles pour éviter d'en être atteint.

Les variétés des affections morbifiques des parties génitales sont infiniment nombreuses; elles peuvent s'observer chez le même individu en plus ou moins grand nombre ; elles sont susceptibles d'acquérir chez une même personne un caractère tout opposé par un simple changement de climat: on voit tous les jours des symptômes de Syphilis contractée dans des pays éloignés se montrer très-bénins, rester ainsi plusieurs années et reparaître avec un caractère extraordinairement aigu qu'ils n'avaient jamais eu lorsque le malade, après avoir quitté ces contrées, abordait un pays d'une zône opposée.

Existe-t-il une différence dans les symptômes qu'on observait chez les anciens peuples, même dans ceux qui effrayaient tant les Hébreux, avec la plupart de ceux qu'on voit aujourd'hui? Il est impossible de nier qu'il n'y en ait une, car les descriptions que nous possédons nous donnent rarement des cas mortels, tandis que nous en avons encore beaucoup dans ceux que nous observons aujourd'hui. Il est facile de voir la cause de cette différence, en remontant à l'époque la plus active de cette épidémie qui comptera bientôt trois siècles et demi de durée, laquelle, par ce long espace de tems, a tellement frappé les esprits, qu'on croit encore qu'elle doit exister éternellement. Si on se reporte à quelques années avant l'origine de cette maladie qu'on voit naître sur la fin du XVe siècle, on ne pourra manquer de s'apercevoir que les causes prédisposantes étaient alors si nombreuses qu'on pouvait annoncer, sans crainte de se tromper, sa prochaine existence et ses effrayans ravages.

Les causes sans nombre d'insalubrité publique, l'abrutissement, l'esclavage, l'ignorance des peuples, le mépris de toutes les règles hygiéniques, avaient engendré une foule d'affections cutanées ainsi que des millions de lépreux? La prostitution, la plus dégoûtante était poussée à un tel point que sur 150,000 habitans dont se composait la population de la capitale en 1470, 6,000 femmes étaient inscrites à la police comme prostituées. Comment veut-on qu'une épidémie qui frappe de tels peuples, indépendamment des ravages qu'elle peut y avoir exercés, ne laisse pas encore après elle, pour plusieurs générations à venir, l'impression de terreur dont eux-mêmes furent si épouvantés?

Ce qui aujourd'hui a donné à plusieurs médecins des doutes sur l'existence de la maladie vénérienne, c'est d'avoir peu étudié les variétés, les différences qui ont existé à divers intervalles pour la même maladie et notamment pour les affections des parties génitales.

La Syphilis, mieux soignée de nos jours et affaiblie par le tems, doit nécessairement se rapprocher des symptômes anciennement décrits par les Grecs et les Romains, lesquels symptômes sont bien tranchés de ceux de la maladie vénérienne, telle qu'elle a été observée lors de son apparition au quinzième siècle; et si, en consultant les auteurs hébreux, grecs, romains, connus jusqu'à nos jours, on ne voit pas une épidémie prendre un caractère aussi distinctif et se séparer ainsi de toute affection connue, de manière à exiger un traitement spécial, cela tient évidemment au peu de connaissance que nous avons des faits de ces tems éloignés, à l'incendie de la bibliothèque d'Alexandrie et aux destructions par les barbares de tout ce qui avait rapport aux arts. Si, chez quelques médecins modernes, un examen un peu léger, et, chez d'autres, le désir de soutenir un système, ont pu leur suggérer et leur faire même discuter l'opinion qu'il n'y a non seulement jamais eu de différence entre les affections morbifiques de ces mêmes organes, à diverses époques, et bien plus encore, nier l'existence du virus ; c'est que leur comparaison ne s'est basée que sur des faits observés aujourd'hui, lesquels, à la vérité, ont beaucoup de rapport avec ceux des anciens traités que nous connaissons ; mais si leurs observations s'étaient appuyées en même tems sur la maladie telle qu'elle était au quinzième siècle, et sur les nouvelles variétés qui ont pu se montrer depuis, cette opinion n'eût certainement pas été soutenable.

Nous pouvons donc conclure que dans tous les tems il a existé des maladies contagieuses des parties génitales ; qu'elles offraient un degré d'intensité d'autant plus éminent que la civilisation avait commencé à diminuer chez les peuples ; que ces affections se compliquaient des maladies existantes, et qu'elles se multipliaient sous l'influence de mœurs de plus en plus dissolues.

C'est ainsi que, lors de l'accroissement et de l'agglomération nombreuse des Hébreux, ils furent atteints de lèpres, d'arsure, d'ulcères, à un tel point que Moïse fut obligé de proscrire l'usage du porc et d'autres alimens, d'isoler ceux qui étaient affectés, et de faire des lois spéciales pour garantir le peuple de ces maladies. De semblables précautions, jointes à des peines cruelles, furent également prises au quinzième siècle.

C'est ainsi que la lèpre, maladie autrefois inhérente aux pays chauds, tels que l'Égypte, la Syrie, la Grèce, acquit un nouveau caractère et mérita une nouvelle dénomination lors de la décadence des Grecs et de leur dégénération causée par leur asservissement. C'est ainsi que, chez les Romains des premiers siècles du christianisme, les affections provenant de la débauche se concentraient aux organes génitaux, au fondement, et généralement au tissu dermoïde ; il en est de même pour la maladie vénérienne qui s'est propagée jusqu'à nos jours, et dans les causes qui ont existé aux quinzième et seizième siècles, telles que des pestes, des famines qui se succédèrent presque sans interruption, des intempéries de saisons, des variations atmosphériques extraordinaires, de fréquens tremblemens de terre, des inondations générales, une misère affreuse et presque universelle, enfin, tout le cortége hideux des calamités humaines.

CHAPITRE II.

ORIGINE DE LA MALADIE VÉNÉRIENNE ACTUELLE ; SON ANALOGIE AVEC LES MALADIES CUTANÉES, LÉPREUSES ; SES EFFRAYANS RAVAGES ET SA MARCHE JUSQU'A NOS JOURS.

La maladie vénérienne varie beaucoup dans les descriptions qu'on nous en a données à diverses époques. Cela tient évidemment à ce que cette affection change naturellement de caractère, s'affaiblit graduellement, et qu'elle finira par disparaître tout-à-fait.

Je ne suis pas éloigné de croire que si elle continue à diminuer ainsi progressivement d'intensité, comme elle l'a fait jusqu'à ce jour, on la verra entièrement éteinte dans un ou deux siècles.

On l'observe d'abord terrible dans les relations que nous en ont laissées différens auteurs ; en moins d'un demi-siècle, elle a porté l'épouvante chez toutes les nations européennes ; trois cents ans après, celui qui en était atteint se voyait encore généralement réprouvé. Aujourd'hui qu'on es certain de l'efficacité des moyens mis en usage pour la combattre, on ne la redoute plus, elle n'effraie plus qu'une fois.

Les symptômes qui la caractérisaient primitivement ont aussi beaucoup changé : à son apparition, il y avait engorgement des membres qui doublaient de volume et se couvraient d'ulcères larges et profonds, avec une suppuration, un écoulement sanieux, opiniâtre, très-abondant. La peau se couvrait d'excroissances hideuses, repoussantes, en plus ou moins grand nombre, et variées à l'infini.

Dans le seizième siècle, les symptômes se montraient plus francs, la maladie avait un caractère plus tranché ; elle affectait plus spécialement les parties génitales. Ces nombreux et larges ulcères qui rongeaient les membres étaient remplacés par de gros et de larges boutons, souvent de forme pustuleuse, et par des affections osseuses.....

A cette époque on ne classait pas encore les symptômes en primitifs et en secondaires (1). Cette distinction eût alors été difficile, car aussitôt qu'ils apparaissaient, ils marchaient avec une telle rapidité, et les traitemens étaient si peu efficaces, que le malade s'en trouvait bientôt débarrassé par la mort, qui était causée, soit directement par cette maladie,

---

(1) On entend par symptômes secondaires ceux qui surviennent plus ou moins long-tems après une maladie vénérienne, pour laquelle le traitement aura été incomplet ou infructueux.

soit indirectement par toute autre complication morbifique.

La médecine et les autres connaissances scientifiques étaient tellement restreintes dans les treizième, quatorzième et quinzième siècles, qu'il était difficile, même à un esprit judicieux, de ne pas être circonscrit par les préjugés de ces tems où l'on ne voit qu'idées fausses, superstition et barbarie. Les malades étaient repoussés de tout le monde ; ils étaient chassés des villes ; pendant un tems on les parquait dans un lieu isolé comme de vils animaux, sans secours, sans communication, jusqu'au moment où la mort venait mettre un terme à leurs souffrances.

Dans les descriptions qui nous en restent, et dont la plupart sont obscures, il est cependant facile de voir que la maladie vénérienne n'était considérée d'abord que comme une modification de la lèpre. La séquestration et l'isolement auxquels je viens de dire qu'on obligeait les malades en sont une preuve, puisqu'on prenait les mêmes précautions contre les lépreux. Sébastien Aquilonus, qui a écrit vers la fin du quinzième siècle, assure que la maladie ne différait pas alors de l'éléphantiasis, et qu'on la nommait *éléphantia*.

A cette époque, ainsi que dans les siècles précédens, les lépreux étaient en si grand nombre et les diverses maladies de la peau si multipliées, que dix-neuf mille hôpitaux, en France seulement, et spécialement destinés à les recevoir, étaient à peine suffisans. Ce nombre cessera de surprendre si l'on réfléchit qu'alors la servitude féodale était pire que l'esclavage des anciens, qu'elle était la cause directe d'une foule d'affections morbifiques. Que de tristes réflexions on est obligé de faire, quand on pense que si on évalue à cent seulement, le nombre des lépreux contenus dans chaque hôpital (et ce nombre est minime), il y avait en France près de deux millions de lépreux en traitement dans les dix-neuf mille hôpitaux ou ladreries, ainsi qu'on les appelait! Maintenant peut-on croire que ceux qui étaient riches, ou qui pouvaient se dispenser d'entrer dans un hôpital, aient été exempts de cette maladie? si on ajoute à cette nouvelle quantité ceux qui étaient en convalescence, on sera bien forcé d'avouer que le quart des habitans de cette belle France était évidemment malade de la lèpre.

Comment ne pas admettre, dans un si grand nombre de maladies du même genre, une foule de variétés? Supposez maintenant qu'à cette époque une épidémie d'affections cutanées d'un genre nouveau et inconnu se manifeste (1), pensez-vous que

______

(1) Ces épidémies, qui se sont montrées dans tous les tems, se trouvent décrites dans les ouvrages les plus anciens ; elles se manifestaient souvent par des causes difficiles à saisir ; nous en avons les preuves dans des faits relatés de nos jour : par exemple, le scherliévo s'est montré d'une manière effrayante dans l'Illyrie en 1800. Aujourd'hui cette maladie a considérablement diminué d'intensité, et probablement, dans un tems

ces lépreux n'éprouveront aucune modification dans le mal qui les ronge déjà? Croyez-vous que ces deux maladies affectant d'abord les mêmes parties, les tissus dermoïde et cellulaire, il ne résulte pas un composé morbifique nouveau, plus terrible et plus dangereux? Ne voyons-nous pas des faits analogues se réaliser lorsqu'il y a complication de la syphilis, soit avec des dartres, le scrophule, la gale, soit avec une foule d'affections organiques, qui, dans ce cas, rendent la syphilis tellement méconnaissable, qu'il est bien rare qu'il n'y ait pas une méprise plus ou moins funeste quand elle n'est pas mortelle?

Ces complications sont toujours plus difficiles à combattre et à détruire, même aujourd'hui où nous avons des connaissances autrement positives que celles qu'on possédait dans ces siècles déplorables.

Si, de nos jours où les principes hygiéniques sont assez rigoureusement suivis, nous pouvons observer des variétés épidémiques d'affections cutanées, certes, dans la période de tems où il y avait dix-neuf mille hôpitaux de lépreux ou *léproseries* en France, s'il était survenu une variété morbifique, elle que le scherliévo, ou la maladie des Suédois, ou celle des Écossais, on concevrait sans peine que cette complication aurait dû paraître d'autant

---

peu éloigné, elle n'existera plus que dans les descriptions qu'on en aura faites.

plus terrible que la misère, la peste, la famine, des guerres continuelles, des exactions de toute espèce, accablaient tour à tour, ou tous ensemble, les peuples de cette époque. Une semblable complication n'a-t-elle pas eu lieu lorsque Ferdinand V, dominant dans l'antique Ibérie, rendit, d'après le conseil barbare du premier grand Inquisiteur d'Espagne, le cruel et fanatique Thomas de Torquemado, cet inqualifiable décret du 31 mars 1492? cette volonté-loi obligeait tous les juifs de quitter l'Espagne; les biens étaient confisqués et la peine de mort infligée à celui qui resterait et qui ne se ferait pas chrétien. Cent quatre-vingt mille familles furent chassées de leur pays, leur nombre s'élevait à huit cent mille ames. Ce fut aussi dans le même tems qu'un nombre infini de Maures s'enfuit de l'Espagne, et passa en Afrique après la conquête de Grenade. Ces malheureux repoussés de toutes parts, en Afrique, en France, en Italie, dénués de tout, devaient d'autant plus souffrir, qu'alors l'usage du linge était restreint et presque inconnu. Une épidémie qui se caractérisait particulièrement par de gros boutons sur toute la surface du corps, et d'effrayans symptômes morbifiques qu'on n'avait pas encore observés, en enleva en peu de tems cent trente mille. La privation de tout secours leur rendait la mort inévitable, et la disparution de la presque totalité de ces malheureux rendit nulles toutes les craintes conçues sur leur croyance.

C'est depuis l'expulsion des Maures et des juifs hors de l'Espagne, qu'une maladie contagieuse fut spécialement observée dans le midi de l'Europe : rare d'abord, mais exerçant ensuite de grands ravages dans les lieux où existait une plus nombreuse population, comme dans les armées. C'est ainsi que cette maladie contagieuse se trouva transportée d'Espagne à Naples, de Naples dans le reste de l'Italie, et de ce pays dans toute la France.

On observait toujours quand elle envahissait pour la première fois un nouveau pays, qu'elle se montrait plus violente, plus aigüe, et toujours avec une variété de symptômes plus marqués. Elle était constamment mortelle chez ceux déjà atteints de scorbut, de scrophules et d'éléphantiasis. L'épidémie de 1493 et 1494 n'était donc qu'une complication de diverses affections cutanées, constituant à un haut degré toute l'exaspération de symptômes qui peuvent caractériser et faire ranger au nombre des plus mortelles épidémies la maladie vénérienne ; cette dernière a de tout tems affecté l'espèce humaine ; elle a eu des périodes d'exaspération terribles : sous diverses dénominations, elle a fait le tour du globe plusieurs fois, et ses ravages ont été d'autant plus affreux, qu'elle attaquait une population usée, dépravée, pauvre et avilie ; elle n'existe pas ou elle s'éteint, là où les lois de la morale sont observées, où la vie est régulière et patriarcale. Il est des localités en France et en Suisse où elle n'est à peine connue que de nom ; mais ces lieux sont loin des villes, les besoins et les plaisirs nous y paraissent bornés, et, en compensation, les habitans sont forts, robustes, et pour eux il n'existe que peu de maladies.

CHAPITRE III.

CONSIDÉRATION DU VIRUS VÉNÉRIEN EN PARTICULIER ET DES VIRUS EN GÉNÉRAL ; POSSIBILITÉ DE LES NEUTRALISER ET DE LES DÉTRUIRE TOUS SANS EXCEPTION.

L'existence du virus vénérien, mise en doute il y a quelques années par divers médecins, a été constatée d'une manière bien funeste pour quelques-uns. Rien n'est plus facile que d'établir un système quelconque, mais souvent la pratique vient détruire l'opinion théorique qui paraît la mieux fondée. C'est ce qui est arrivé à plusieurs qui, voulant prouver la non-contagion, s'inoculèrent du pus provenant d'un chancre ou d'un écoulement blen-norrhagique ; il s'ensuivit des symptômes qui, de simples d'abord, devinrent, faute d'un traitement anti-vénérien, très-graves, et prouvèrent ainsi que la syphilis était évidemment contagieuse. Cette in-crédulité coûta la vie à plusieurs d'entre eux, mais aussi pourquoi vouloir récuser une action aussi manifeste que celle qui est le résultat d'une affec-tion vénérienne? Comment mettre en doute des faits qui se prouvent d'une manière si caractéristique, reconnus depuis si long-tems, et qui offrent de si tristes conséquences ?

L'inoculation a été tentée par plusieurs médecins : les uns ont réussi, d'autres n'ont obtenu aucun résultat. Ces derniers ont cru, en s'appuyant de cette non-réussite, devoir nier la contagion. Ils n'ont saisi que cette idée, sans réfléchir qu'il n'est aucune règle sans exception, que beaucoup de personnes peuvent s'exposer impunément et ne sont pas susceptibles de contracter cette maladie ; ils n'ont pas même tenu compte de l'état d'éréthisme des parties lors du rapprochement des deux sexes, et de l'état de l'individu soumis à leur expérience.

Si le nombre des virus énumérés jusqu'à ce jour peut se restreindre ; si, dans cette hypothèse, on peut douter de l'existence du virus rabiéique, dartreux, scrophuleux, certes, il n'en est pas de même du virus vénérien, qui se démontre tous les jours par des faits si évidens, si déplorables. Il faut bien qu'il existe un agent spécial, unique, pour occasioner chez un plus ou moins grand nombre de personnes, diverses altérations organiques offrant toujours le même mode d'action, de reproduction, et le même résultat, malgré la diversité des tempéramens ; cette existence n'est-elle pas prouvée par l'action des moyens thérapeutiques qu'on a l'habitude de lui opposer, qui souvent sont indistinctement les mêmes pour tous les tempéramens ? Le mercure, sans préserver comme le vaccin, n'a-t-il pas la propriété de détruire le virus presque dans tous les cas, quand il est prescrit par un praticien attentif et par un habile observateur ? Comment expliquer un phénomène si extraordinaire sans admettre l'existence d'un corps, d'un fluide pondérable ou impondérable, susceptible ainsi d'être modifié ou détruit, et auquel on donnera le nom, soit de virus, soit d'acre (Corvisart), ou tout autre, peu importe, car il est d'autant plus difficile de le qualifier que nous avons plus de peine à nous en rendre raison ; n'est-ce pas en lui que consiste la contagion ? Cette contagion n'a-t-elle pas eu des phases terribles, qui auraient dû faire changer de système les partisans de la non-contagion et de la non-virulence, s'ils avaient reporté leurs pensées à ces diverses époques ?

Mais devons-nous réfuter l'existence du virus syphilitique, par le seul motif que nos faibles facultés ne peuvent pas plus s'en rendre compte que les auteurs de l'antiquité ne pouvaient s'expliquer les phénomènes de l'électricité ? jusqu'à ce jour, c'est pour nous comme l'infini, comme l'incommensurable. Avouons franchement que nous ne pouvons le comprendre, et que nos connaissances sont encore loin d'avoir acquis l'étendue nécessaire pour apprécier, définir mathématiquement un pareil sujet.

Soyons aujourd'hui satisfaits de nous garantir de ce fléau si terrible encore ; sachons nous contenter d'avoir trouvé le moyen de le détruire, partout

où il est , et surtout de pouvoir le braver impunément. Car, ce fléau, qui n'était susceptible que d'être
exaspéré ou tout au plus modifié , peut aujourd'hui
être détruit dans toutes les circonstances. Pourquoi cette destruction n'aurait-elle pas lieu dans
la maladie vénérienne , puisque les mêmes faits ,
les mêmes phénomènes ont lieu dans les cas que
nous allons examiner et comparer au virus syphilitique ?

A l'aide de diverses modifications atmosphériques
inappréciables jusqu'à ce jour , il arrive souvent
que la cause active déterminante de la variole se
multiplie, se propage avec une surprenante facilité ;
que des épidémies se déclarent et ravagent des provinces entières. Avant la vaccine , la terreur était
générale ; la contagion avait et peut encore avoir lieu
par contact immédiat et médiat. Les symptômes
étant constamment les mêmes , il est bien permis de
qualifier cette cause inconnue , qui reproduit ainsi
toujours les mêmes faits , de ce nom vague de *virus*.
Eh bien ! cet être si terrible, si effrayant , est aisément détruit par un autre corps aussi indéfinissable
que lui. Présentement on ne le redoute plus , on s'en
garantit par la vaccine. Mais expliquez-nous ce que
c'est que le virus vaccin , qui a la propriété d'en
neutraliser un autre , tous vos raisonnemens tombe-
ront dans le vague et n'auront rien de concluant.

Cette belle liqueur claire , limpide , d'une teinte
à peine jaunâtre , d'une saveur douce , inodore , un

peu plus épaisse que l'eau, légèrement gluante, qu'on trouve dans une petite vésicule située sous les deux dents incisives de la mâchoire supérieure de la plupart des reptiles, ne serait elle pas mieux nommée virus, que poison animal, venin (1)?..... Inoculé par la morsure de l'animal, ou par le moyen d'une lancette, il tue promptement, quelquefois en cinq minutes, pour le boa, l'ammodyte et le serpent à sonnettes; chez d'autres reptiles, il agit au bout d'un tems plus ou moins long ; mais il affecte toujours l'économie animale, selon que le fluide distillé dans la plaie, par le petit canal situé au milieu de la dent, provient d'un serpent plus ou moins fort, ou que l'animal mordu offre plus ou moins de vie ou d'irritabilité.

De même que les virus vénérien et variolique, ce poison n'offre-t-il pas toujours les mêmes résultats? n'est-il pas uniforme dans son action, également indéfinissable dans ses propriétés même chimiques? N'est-il pas aussi détruit, avec une facilité qui tient du prodige, par la plante nommée *guaco*, comme la variole l'est par le vaccin? N'est-ilpas permis de nommer cette plante son préservatif,

---

(1) Les incisives de la mâchoire supérieure de ces reptiles sont mobiles, semi-articulées, plus petites, et perforées dans leur milieu d'un petit canal qui les parcourt dans toute leur longueur. L'animal, dans sa colère, redresse ses dents; alors la base repose sur la vésicule, et lorsqu'il mord, celle-ci se rompt, la liqueur qu'elle contient se trouve ainsi distillée dans la plaie faite par la piqûre des dents.

puisque la morsure du serpent à sonnettes lui-même est sans action, lorsqu'on a soin d'en manger aussitôt après la blessure, et d'en verser le suc sur la plaie ?

On a pu révoquer en doute l'existence du virus rabiéique.... mais celui du serpent boa n'est que trop réel. La cause est palpable, elle produit constamment les mêmes effets. Puisque les antagonistes du virus ne savent ce que c'est, ils devraient au moins ne point obscurcir la science, mais plutôt essayer de la rendre intelligible, et ne pas contester la *signification* d'un mot qu'ils ne peuvent et ne sauraient remplacer (1).

Si ce terrible poison, capable de donner la mort en cinq minutes, peut devenir sans action par un moyen aussi simple et aussi miraculeux, je ne vois pas pourquoi il ne pourrait exister un agent également capable de neutraliser le virus vénérien.

Le boa, le serpent à sonnettes, rampent sur la plante qui rend leurs morsures sans danger. Le vaccin s'est trouvé sur les parties, sur le tissu qu'affecte la variole. Pourquoi n'existerait-il pas un préservatif de la maladie vénérienne ?

---

(1) Que dire d'un auteur moderne, l'un de nos plus savans anti-virumanes, qui ne veut pas admettre la contagion du virus vénérien, et qui cite un fait rapporté dans Vigaroux, où six jeunes gens communiquant avec une jeune fille, tous six furent plus ou moins malades ! Il est vrai que plus loin il dit que la contagion n'est pas une preuve de virulence : chose étrange et difficile à expliquer.

Ce qu'on appelle virus dartreux , rabiéique , cancéreux, ne mérite pas ce nom ; il ne lui a été donné qu'en raison de ce que les affections qu'il désigne ont la propriété d'attaquer indistinctement toutes les parties du corps ; mais comme tout virus admet en principe sa contagion , et que rien n'est moins prouvé que celle de ces dernières maladies, on peut, je crois, hardiment leur ôter cette qualification d'affections virulentes.

Ainsi, aujourd'hui, chaque virus a son préservatif, son antidote. Si nous ne pouvons nous expliquer leur manière d'agir, nous sommes au moins certains de leurs effets, et nous avons l'intime conviction que ces germes sans fin de maladie, ces causes destructives de l'espèce humaine, ne sont plus à redouter : que, par les nouveaux moyens thérapeutiques que nous indiquerons, une foule de maladies disparaîtront du volumineux catalogue de nos innombrables infirmités. L'enfant ne pourra plus reprocher à ses parens de lui avoir donné un sang impur , une vie de souffrances ; et l'inquiétude, le dégoût, la crainte, et souvent le remords , ne viendront plus empoisonner les plus douces sensations de la vie.

CHAPITRE IV.

PROPAGATION DU VIRUS SYPHILITIQUE; FACILITÉ AVEC LAQUELLE
IL SE COMMUNIQUE MÊME SANS RAPPROCHEMENT DIRECT.

Le virus syphilitique peut sévir chez tous indistinctement ; il peut être contracté dans tous les âges ; l'enfant puise la mort avec la vie chez une nourrice infectée ; l'adolescence , par le contact immédiat d'une personne malade ou par l'usage des vêtemens ou d'autres objets ayant appartenu à cette même personne...

Une jeune fille de neuf ans fut embrassée sur la bouche par un homme atteint d'excoriations, de gonflement de gencives et d'un ulcère syphilitique au voile du palais ; trois semaines après, elle avait communiqué le mal de la même manière à sa mère.

Chez un vieillard, un simple frottement de la verge sur la surface interne des parties génitales de la femme suffit pour produire des symptômes aussi intenses que chez un jeune homme.

Un de mes cliens, âgé de trente-cinq ans, d'un tempérament sanguin, robuste et fort, mit un pantalon paraissant neuf, qui se trouvait couvert à l'endroit correspondant aux parties génitales, de plusieurs taches provenant d'un écoulement évidemment contagieux, puisque, vingt jours après, lui et sa femme étaient atteints de symptômes syphilitiques.

Le fœtus peut se vicier dans le sein de la mère, alors, il communique constamment la maladie à la nourrice d'une manière plus ou moins grave. Il arrive souvent au fœtus d'être affecté des mêmes symptômes qui peuvent exister chez son père ou chez sa mère.

Si la femme contracte une maladie vénérienne quelques jours avant d'accoucher, l'enfant ne restant pas assez de temps dans son sein pour que le virus vénérien puisse infecter généralement toutes les parties du corps de la mère, cet enfant alors viendra sain, mais il ne le sera pas long-tems, car il est presque impossible qu'il ne contracte pas le mal au passage, lors de l'accouchement.

On observe, dans ce cas, peu de jours après sa naissance, des pustules à la surface de son corps, spécialement aux parties supérieures et internes des cuisses, au pourtour du fondement; elles sont quelquefois en grand nombre; le plus souvent, c'est une inflammation rebelle de la conjonctive ou des paupières, qu'on a l'habitude de prendre pour *un coup d'air*. Plus tard, la face se couvre de boutons, de petites pustules se déclarent aux lèvres et dans l'intérieur de la bouche, qu'on confond assez ordinairement avec des aphtes, et que les bonnes femmes appellent *le chancre*.

Il ne sévit pas toujours avec violence ; souvent très-lent dans son action, il se manifeste d'une manière imperceptible, non par des symptômes syphilitiques extérieurs, mais bien par une altération générale du système organique.

Ne voit-on pas tous les jours une jeune femme unic avec un homme dans la force de l'âge, lequel a contracté, à une époque plus ou moins éloignée, une syphilis dont il a été mal guéri, chez qui cependant l'examen le plus minutieux ne pourra rien faire découvrir, parce qu'il dominera le mal par l'énergie de ses forces vitales ; ne voit-on pas, comme on l'observe généralement, cette jeune femme en éprouver bientôt une influence extraordinaire ? D'abord elle maigrira ; son teint sera pâle, deviendra légèrement jaunâtre, quelquefois plombé? Elle sera affectée de fleurs blanches, en plus ou moins grande quantité ; si elle était dans l'habitude d'en avoir, elle en sera accablée ; elle éprouvera des maux d'estomac, des lassitudes, des défaillances : ses digestions pourront être un peu laborieuses, ses yeux se cerneront, elle cessera de prendre de l'embonpoint, quoique l'appétit le plus souvent ne soit pas dérangé ; souvent des boutons d'un caractère presque insignifiant se manifesteront sur plusieurs parties du corps, spécialement à la figure, ainsi que des démangeaisons, des échauffemens aux parties génitales , plus ou moins incommodes , quelquefois enfin , des symptômes réels. Quoique les fonctions paraissent se faire avec assez de régularité , il survient cependant tôt ou tard un dégoût , une lassitude , une inquiétude , un malaise général , vague et indéfinissable. Chez quelques-unes, ces souffrances, légères d'abord , se changent bientôt en douleurs qui, sans avoir positivement le caractère vénérien , se confondent avec celles qu'on nomme rhumatismales ; lors du changement des saisons , aux diverses variations atmosphériques, elles deviennent insupportables chez beaucoup d'entre elles. Le tempérament s'affaiblit considérablement, et si, dans un tel état de choses, il se manifeste une épidémie, c'est toujours d'abord sur ces personnes qu'elle sévit avec le plus de violence et chez lesquelles les désorganisations sont les plus fortes. Mais s'il n'y a pas d'épidémie, et qu'on se trouve atteint d'une maladie quelconque , supposez une inflammation organique, alors malheur au malade si le médecin ne sait pas reconnaître cette complication, souvent difficile à découvrir. Celui-ci sera étonné de la persévérance des symptômes, de la marche effrayante de cette maladie, et , tout en ayant bien suivi les indications de son art, il voit fréquemment son malade frappé de mort dans un cas qui ne lui semblait pas mortel , et surtout au moment où il s'y attendait le moins. Il se demande, encore long-tems après , quelles peuvent être les causes qui sont venues lui arracher ce malade au moment où toutes ses probabilités scientifiques lui promettaient un succès. Le médecin qui aurait peu l'habitude d'observer confondrait d'autant plus facilement que l'ouverture du corps offre rarement une altération caractéristique : cependant on cite ce cas comme extraordinaire, comme incompréhensible; s'il se renouvelle, on le classe parmi les anomalies.

Il n'est plus possible de considérer la maladie vénérienne comme une maladie inflammatoire simple, depuis que la mort, suite de quelques expériences, est venue détruire cette funeste idée systématique, et surtout depuis que le plus habile novateur n'a point hésité à déclarer, en nombreuse assemblée, que *les théories ne sont rien, que les faits sont tout.* Il n'est pas permis au médecin de passer légèrement sur des causes aussi graves, dont les effets se font ressentir dans tous les tems et à toutes les époques de la vie ; aujourd'hui surtout, que des observations positives constatent l'infection presque générale de la population des grandes villes.

L'influence de cette affection dégénérée est telle, elle agit d'une manière si funeste sur toute la génération présente, qu'elle semble en arrêter l'accroissement et le développement. Ce fait est si exact, que le gouvernement s'est vu forcé, depuis plusieurs années, de diminuer l'exigence ou le cens de la taille des jeunes gens appelés par la conscription, afin de pouvoir compléter le contingent militaire prescrit par la loi, tant il se trouve d'individus rabougris, rachitiques ou atteints d'autres maladies dont le germe est apporté en naissant. Depuis bien des années, le nombre des jeunes gens susceptibles d'être réformés d'après les réglemens devient si élevé, qu'on est obligé de considérer comme bons ceux qui ne sont atteints que de légers vices de conformation ou de difformités peu apparentes ; et il est un fait digne de remarque, c'est que dans les grandes villes spécialement, il y a des quartiers où l'on arrive à peine au nombre d'hommes exigé pour le recrutement. La moitié, quelquefois plus, se trouvent dans le cas de la réforme ; la raison est que la plupart sont affectés dans leur enfance d'une variété infinie de symptômes désignés sous le nom de gourmes, de teignes, d'engorgemens glanduleux, de rachitisme, de scrophules, de croûtes laiteuses, de croûtes sèches, de carreau. Toutes ces affections disparaissent très-bien par l'emploi d'un bon traitement, et ne laissent jamais de trace. Elles ne se manifestent jamais chez des enfans dont les parens n'ont participé en rien à nos habitudes de ville, ou du moins qui ont su s'en garantir, ou enfin qui ont été parfaitement guéris. Il est bien évident que toutes ces maladies ne peuvent que retarder et empêcher la croissance de l'enfant, même vers sa puberté. On a vu qu'un homme infecté, n'ayant même aucune apparence de symptômes extérieurs , empoisonne , tue une jeune femme avec laquelle il cohabitera habituellement. Il en est de même pour un jeune homme sain, qui aura des relations avec une femme au teint pâle, ayant des taches jaunâtres sur la peau , correspondant à la poitrine, au dos et aux cuisses, lesquelles dégénèrent souvent en petites dartres farineuses ; d'autres fois , c'est une agglomération de petits boutons sans apparence morbifique qui se répandent bientôt sur toute la figure. Cependant , un examen attentif des parties génitales externes chez cette femme ne démontrera rien de positif, sinon des fleurs blanches en plus ou moins grande quantité, ayant quelquefois une odeur forte, laissant sur le linge des taches jaunes ou jaune verdâtre, et souvent bordées d'un cercle légèrement brunâtre à la circonférence. Si, au moyen d'un *speculum* , on fait un examen approfondi des parties génitales internes , on aperçoit souvent au col de la matrice de petites végétations, de légères ulcérations , ou tout au moins de petites exulcérations qui dévoilent le principe morbifique caché , cause de tous ces désordres, qui, à leur tour , influeront chez cet homme , qu'on verra maigrir , devenir faible et passer par les phases décrites au tableau que nous venons de tracer tout-à-l'heure pour la femme ; mais il résistera mieux , par la raison que l'homme est ordinairement doué d'une constitution plus robuste.

Des faits assez nombreux prouvent que, sans rapprochement immédiat, il suffit de coucher avec une personne infectée pour être atteint de la syphilis. Une domestique, affectée d'un écoulement vénérien très-abondant, communiqua ainsi la maladie à deux jeunes filles de huit à dix ans, pour avoir couché huit jours seulement avec ces enfans.

M. V... n'avait jamais eu d'affection vénérienne. Pendant un voyage à Lille, il eut l'imprudence, dans une auberge, de se servir de la pipe d'un de ses compagnons de voyage. Trois semaines après, il avait deux chancres au bord droit de la langue, un au bord gauche, et deux sur la face interne de la lèvre inférieure.

Une observation récente prouve que la matière virulente introduite à plusieurs reprises dans les substances alimentaires produit le même résultat que ci-dessus. Ce moyen est employé par les nègres depuis long-tems dans les colonies, pour se venger de leurs maîtres. Rien de plus facile que de communiquer une infection immédiate au moyen d'une petite plaie, d'un ulcère ou même d'une légère égratignure.

Une sage-femme de Londres, ayant un petit ulcère au doigt, communiqua la maladie vénérienne, en pratiquant le toucher, à plus de quarante femmes, avant qu'elle fût instruite du vrai caractère de cette ulcération.

Un confrère, persistant à nier l'action du virus

dans un cas analogue, fut victime de son entêtement et de son incrédulité : il fut malade deux ans
et mourut.

La matière virulente produite par un écoulement,
et simplement déposée sur les bords de la lunette
d'une fosse d'aisances, suffit pour donner une infection soudaine à la personne qui peut survenir
immédiatement, si toutefois cette matière virulente
correspond directement aux parties les plus déli-
cates et les plus absorbantes des organes génitaux.

Feu M. Cullerier perdit un œil en ouvrant un
bubon à une femme ; le pus ayant jailli avec force
sur cet organe, l'inflammation sévit avec tant de
violence qu'on fut obligé de l'ouvrir et de le vider
pour prévenir des accidens mortels. Un peu de cette
matière, déposée sur le bord des paupières ou des
lèvres, occasione une ophtalmie vénérienne ou un
chancre vénérien.

C'est ainsi que par le simple frottement des paupières droites, après le pansement d'un bubon lar-
gement ulcéré , je contractai il y a six mois une
ophtalmie qui parvint en quarante-huit heures à
un tel degré d'intensité, qu'on put craindre la perte
de l'œil malade. Il y avait impossibilité de souffrir
la moindre lumière ; les douleurs devinrent intolérables ; l'inflammation commençait évidemment à ga-
gner l'intérieur de l'organe, encore vingt-quatre
heures et l'œil peut-être était perdu sans ressources ;

confiant dans l'action , et certain des propriétés de
mon préservatif, j'avais à dessein laissé marcher ainsi
la maladie ; je ressentais une vive satisfaction de pouvoir prouver de cette manière sur moi-même l'efficacité des moyens curatifs que je préconise avec
succès. J'employai alors l'antipsorosyphilide étendu
dans douze parties d'eau comme collyre ; l'œil malade était lotionné de demi-heure en demi-heure.
Aucun autre moyen n'était employé, pas même de
simples bains de pieds. Le succès a dépassé mon at-
tente : en trente-six heures , les symptômes les plus
alarmans avaient presque disparu. Je crus devoir
alors cesser mes lotions avec le préservatif, et les
remplacer par des lotions émollientes simples. L'inflammation, après avoir considérablement diminué,
devint stationnaire ; la vue seulement était très-sen-
sible, le moindre rayon solaire produisait sur l'œil
une légère douleur ; malgré cela, je me rendais près
de ceux de mes malades qui réclamaient le plus ma
présence : cet état ne dura que trois jours, après
lesquels l'inflammation et la douleur surtout devinrent plus vives qu'avant. Je ne crus pas devoir prolonger davantage mon expérience ; je reconnus qu'il
était tems de me guérir, qu'un plus long retard
me ferait perdre l'œil. J'employai alors régulièrement et rationnellement l'antipsorosyphilide pendant un mois : après les quatre premiers jours , l'inflammation et les douleurs disparurent compléte-

ment, il restait seulement une grande sensibilité qui s'est prolongée trois semaines, mais depuis ce tems, je n'ai rien éprouvé et ma guérison était parfaite. Je n'ai cependant employé aucun autre moyen de médication.

Un homme fut atteint d'une horrible maladie vénérienne, pour avoir mis à sa bouche la plume de son commis qui avait une salivation abondante, et qui cependant était en traitement. Par la même raison, il suffit de boire après quelqu'un affecté d'un chancre vénérien aux lèvres, pour être également malade.

Une femme n'ayant aucun principe vénérien, et n'ayant même jamais rien eu, peut cependant donner une infection complète. Cela arrive ordinairement chez une fille publique lorsqu'elle a des rapports avec une seconde personne, immédiatement ou peu de tems après une première, qui, étant malade, soit d'un écoulement, soit d'un chancre, aura déposé, dans l'acte vénérien, du pus contagieux syphilitique dans le canal vaginal, ou sur les parties génitales externes. On concevra sans peine que cette seconde personne puisse enlever, absorber toute la matière contagieuse, et la femme rester parfaitement saine. Cependant c'est par elle que l'homme aura été malade; s'il l'accuse et qu'elle soit visitée, l'examen le plus minutieux ne pourra rien faire découvrir.

Plusieurs auteurs admettent l'existence spontanée de la maladie vénérienne. Je crois qu'on peut bien admettre l'existence de symptômes qui ont une certaine ressemblance avec la syphilis ; mais, s'ils occasionent quelquefois un peu de rougeur, un peu d'irritation, jamais ils ne donnent de symptômes secondaires. Cette circonstance est constamment le résultat de la malpropreté.

La cause la plus active de la propagation, de la multiplication à l'infini de la maladie vénérienne, découle nécessairement des moyens employés de tout tems, et même aujourd'hui, pour en arrêter le cours : dès les quinzième et seizième siècles, des arrêts barbares étaient rendus contre les vénériens. On leur enjoignait de quitter les villes sous peine de la hart et du gibet, et le peu de moyens que cette police brutale et superstitieuse exigeait pour diminuer la propagation du mal, provenait d'une ridicule application des préceptes religieux, qui faisait croire que ce fléau était une vengeance céleste, envoyée sur la terre pour punir le libertinage et servir de frein à l'incontinence. Effrayé des progrès étonnans du mal, on crut l'arrêter en proscrivant toutes les maisons de débauche. Elles furent fermées par un arrêt solennellement rendu en 1560 aux états d'Orléans. Une vigilance et une sévérité outrées furent recommandées aux prevôts des marchands et à leurs lieutenans, par une ordonnance de Henri III, rendue en 1579. On voit dans les *Esseis historiques* de Sainte-Foix, que toutes ces proscriptions, que tous ces châtimens infligés, ne diminuaient nullement le nombre des filles de joie. Elles se dispersèrent dans tous les quartiers, et, au lieu d'être sous une surveillance active, au lieu d'être concentrées, elles se perdirent dans la foule, et exercèrent leur métier impunément. Les peines épouvantables qui atteignaient celles qui étaient reconnues malades faisaient qu'autant qu'elles le pouvaient, elles cachaient le mal dont elles étaient atteintes, et comme il fallait vivre, et qu'on ne leur avait donné aucun moyen d'existence, malades ou non, elles étaient contraintes de continuer à se prostituer. C'est par ces fausses mesures que la syphilis se répandit dans toutes les classes sans exception. Les rois, les prélats, les princes n'en furent pas plus exempts que le peuple..... Les affreux ravages que la contagion ainsi multipliée exerçait firent encore augmenter les mesures de sévérité : ainsi, il fut défendu de recevoir une fille publique et de lui louer un logement ; le propriétaire était condamné à la perte de trois ans de loyer. En cas de récidive, la maison était murée ; au nombre des peines que le propriétaire pouvait encourir, l'exil souvent était la moindre. Cette infâme législation, qui n'offrait aux coupables que la peine du fouet, la perte de leur liberté, du bien qu'ils pouvaient posséder, et à quelques-uns la mort, a eu le résultat auquel on devait s'attendre : la maladie se propagea d'une manière incroyable, et l'inutilité de ces mesures fut tellement reconnue qu'on fut obligé de rétablir ces maisons de filles qu'on avait proscrites avec tant d'appareil.

CHAPITRE V.

DE L'ACTION DU VIRUS SYPHILITIQUE SUR LES DIVERSES PARTIES DE NOTRE CORPS; COMMENT IL PEUT ENVAHIR, AFFECTER TOUS NOS TISSUS ORGANIQUES; COMMENT IL PEUT ÊTRE CONSIDÉRÉ COMME CAUSE INDIRECTE ET SOUVENT DIRECTE DE MALADIES MORTELLES.

Quel est le principe de cet agent destructeur qui attaque indistinctement avec tant de force et de violence toutes les parties de notre corps, tous nos tissus organiques, fluides ou solides ? En quoi consiste-t-il ? Quelle est la loi physique qui le régit ?

Jusqu'à ce jour toutes nos recherches ont été infructueuses. La chimie ne démontre aucun caractère spécial. Le pus d'un ulcère vénérien ne diffère souvent que par l'odeur de celui d'un ulcère qui sera le résultat d'une perte de substance. Ce dernier, qui est blanc et a la consistance de la crême, est doux au goût, contient de l'albumine, un peu de muriate de soude et du phosphate de soude.

Celui que produit un ulcère vénérien différera quelquefois par la couleur : il sera moins blanc, moins épais, il aura une odeur *sui generis;* mais il ne donnera pas de différence dans son analyse. Quelle théorie, quelle base peut-on établir sur un corps que nous ne pouvons pas apprécier, et dont on ne sait pas se rendre compte ? Quelle idée émettre sans s'exposer à être réfuté par d'autres raisonnemens qui ne seront sans doute pas plus concluans ?

Sa manière d'agir étant presque constante, faisons en sorte de bien l'observer et de le suivre autant que possible dans sa marche.

Une quantité presque imperceptible d'une sécrétion changée de nature par le virus vénérien, étant appliquée sur un point de notre corps, occasionera, si elle est absorbée, une irritation sur la partie même où elle aura été déposée, corrodera les tissus, agira cependant d'une manière bien différente d'un caustique, et produira une inflammation plus ou moins forte, quelquefois des douleurs vives. Cette quantité de sécrétion virulente, après avoir ainsi corrodé, sera portée, en grande partie, dans la masse des liquides absorbés, changera les propriétés du sang, et transmettra ainsi, au moyen de ce fluide, son action sur toutes les parties du corps.

Cette action varie à l'infini, elle est prompte sur des surfaces recouvertes d'un épiderme très-fin, délicat, susceptible d'absorber promptement. L'effet, dans ce cas, peut avoir lieu en quelques heures pour les parties génitales, les lèvres, la langue, les bords libres des paupières, la muqueuse du rectum, une excoriation de l'épiderme.... Elle est beaucoup plus lente sur les autres surfaces du corps, et bien moins susceptible de se communiquer. Le virus vénérien, sans affecter les orifices des vaisseaux absorbans de la partie sur laquelle il aura été déposé, transporté ainsi à l'intérieur, irrite les glandes lymphatiques et les fait tomber en suppuration. Les effets sont ici d'autant plus funestes, qu'il aura laissé toute sécurité, et que, n'attaquant pas les parties extérieures, on est ordinairement quelque tems à soupçonner, à deviner la nature du mal.

Ce mode d'absorption explique très-bien comment un homme peut ne rien contracter directement par sa cohabitation habituelle avec une femme affectée de symptômes secondaires qui ne l'incommodent nullement, tels qu'un de ces écoulemens jaune verdâtre qu'on *prend pour du lait ou pour des fleurs blanches;* on observera qu'une cohabitation constante avec une femme ainsi affectée fait contracter à cet homme une partie de la série des symptômes décrits dans le chapitre précédent, **et**, si son état devient assez inquiétant pour l'obliger à réclamer des soins, et si on ne prend pas en sérieuse considération cette cause primitive ; qu'on s'en rapporte au malade qui assure n'avoir jamais eu d'affection syphilitique, quel que soit le degré de force vitale dont il puisse être doué, si la cohabitation continue, il lui sera impossible de surmonter cette cause lente mais destructive, et il succombera après quelques années, non pas de la maladie vé-nérienne directement, mais d'affections organiques chroniques dont un observateur, même très-exercé, ne devine que difficilement la nature.

Le même résultat a lieu pour une femme; ainsi on voit souvent, et c'est l'opinion des praticiens célèbres, tels que feu Cullerier, Alibert, des personnes infectées du virus vénérien, sans avoir jamais eu aucun symptôme extérieur; bien plus, il arrive quelquefois que des symptômes secondaires se développent chez ces personnes après que toute cohabitation a entièrement cessé. Cela peut arriver six mois, un an et plusieurs années après avoir rompu toute relation avec la personne infectée. Des exemples nombreux prouvent ce que j'avance; je me contenterai de citer les suivans.

M. T*** ayant eu quatre affections vénériennes, pour lesquelles il fit constamment des traitemens imparfaits, se maria à l'âge de vingt-huit ans. Son teint était pâle, un peu jaunâtre; il était maigre, ses fonctions se faisaient régulièrement; cependant il se plaignait d'un malaise vague; indéfinissable, le moindre excès de travail lui causait une courbature, lui ôtait l'appétit, et le forçait à prendre du repos. Sa femme accoucha, un an après son mariage, d'un enfant paraissant bien constitué, mais qui se trouvait couvert, trois semaines après sa naissance, d'une éruption pustuleuse syphilitique parfaitement caractérisée. Après sa couche, Mme T*** ne put faire disparaître par des moyens ordinaires une leucorrhée assez abondante. Sa santé , à dater de ce moment , fut long-tems chancelante : son enfant mourut à onze mois ; un deuxième expira à dix mois.

Quatre ans après, elle fut atteinte de pustules sèches cuivreuses, de fissures, de gerçures à la paume des mains, qui devinrent calleuses, dures , rugueuses ; son écoulement devint rebelle ; le spéculum faisait voir plusieurs exulcérations au col de la matrice.

L'état de M. T*** s'était considérablement aggravé par la raison qu'il n'avait eu depuis son mariage aucun symptôme assez caractéristique pour l'engager à suivre un traitement complet. Cette négligence lui coûta la vie. Lorsqu'il mourut , il avait un rétrécissement considérable du canal de l'urètre , un catarrhe vésical , un exostose à la jambe gauche et un autre au tibia droit ; il était d'une faiblesse extrême depuis plusieurs années : cette faiblesse était la conséquence de douleurs nocturnes qui ne lui laissaient plus de repos.

M. G*** ayant cohabité pendant six mois avec une femme atteinte de symptômes secondaires , tels qu'un écoulement chronique, des choux-fleurs, etc., ne contracta cependant aucun symptôme primitif. Quatre années se passèrent sans qu'il eût de cohabitation avec d'autres femmes; il ne s'aperçut de rien pendant ce tems ; il était seulement d'une grande maigreur. Après cette époque, ses mains devinrent

calleuses, se gercèrent et offrirent plusieurs pustules sèches ; il lui vint une petite ulcération à
l'entrée de la narine droite , et aux commissures
des lèvres. Pendant trois ans, il s'est refusé à tout
traitement, ne voulant pas croire que ce qu'il avait
pouvait être vénérien ; il affirmait qu'il ne s'était
jamais déclaré chez lui aucun symptôme de syphilis.
Malgré ses protestations, je persistai dans mon opinion, en l'assurant que tôt ou tard il serait obligé de
se faire soigner de cette maladie. Enfin, voyant son
enfant âgé de deux ans toujours malade, et les symptômes dont il était lui-même affecté ne pas disparaître par des moyens ordinaires, il prit la résolution
de suivre un traitement : il vit à son grand étonnement, sa constitution délabrée renaître , ses forces
revenir , un crachement de sang habituel disparaître , ainsi que ses ulcérations du nez et des commissures des lèvres.

Le virus syphilitique affecte différentes parties,
divers organes de préférence à d'autres. Lorsqu'il
est invétéré , les tissus dermoïdes, osseux et fibreux
sont plus particulièrement lésés. Pour le tissu
dermoïde, il se manifeste à la fois par des boutons
en plus ou moins grand nombre et de diverses gros-
seurs, quelques-uns donnent souvent un peu de
suppuration. Au front, ce sont des boutons aplatis,
lenticulaires, d'un rouge cuivreux; au cuir chevelu,
la plus grande partie de ces boutons tombent en suppuration ; le pus retenu par les cheveux se concrète,

se durcit et forme des petites croûtes nombreuses ;
Souvent le malade ressent de vives démangeaisons à
la paume des mains ; des taches d'un rouge de bri-
que, légèrement proéminentes, sèches, dures, formées en partie par l'épiderme épaissi et frappé de
mort, se caractérisent ; des gerçures se forment, la
peau devient raide, dure, calleuse, et souvent très-
douloureuse. Cet état fort gênant peut durer quelques années, sans autre incommodité que de tenir
les mains ainsi calleuses et raides, en occasionant des
crevasses souvent très-douloureuses.

Pour les os, la partie moyenne du tibia, le coro-
nal, les pariétaux, une partie des temporaux, les
os unguis, les os palatins, les clavicules, le sternum, sont des parties où les périostoses et les exostoses apparaissent le plus ordinairement. Ils sont
susceptibles d'une très-grande désorganisation ; ils
peuvent tomber en suppuration; ils acquièrent toujours une augmentation de volume : ils peuvent être
quelquefois frappés de mort. Ces diverses altérations causent le plus ordinairement des douleurs
intolérables ; elles sont d'autant plus terribles que
la plupart redoublent d'intensité pendant la nuit.

A ces douleurs, il se joint un bourdonnement et
une surdité plus ou moins incurable, lorsque le ro-
cher ou diverses parties de l'oreille sont malades.

Agit-il sur les dents, il les déchausse, les déra-
cine, les rend douloureuses, les noircit ; elles
paraissent allongées, et vouloir sortir de leurs al-

véoles; quelquefois , enfin, elles tombent l'une après l'autre et en presque totalité.

Il est bon de faire remarquer qu'avant d'attaquer les dents, le virus a déjà exercé ses ravages sur d'autres parties du corps; alors, si on subit un traitement et si le mercure est employé , on a bien soin d'attribuer à son action cette détérioration des arcades dentaires, mais cette idée est complétement fausse , malgré l'assertion d'un grand nombre d'auteurs.

S'il en était ainsi, ne verrait-on pas les doreurs, et en général ceux qui travaillent le mercure en plus ou moins grande quantité., affectés de cette infirmité ? On voit bien de ces malheureux trembler d'une manière extraordinaire; on les voit maigres, pâles , la figure quelquefois cadavéreuse ; j'en ai beaucoup observé; mais j'ai vu qu'ils avaient presque tous de belles et bonnes dents.

En Angleterre , où le mercure est employé dans un grand nombre de maladies, on ne lui reproche pas ce résultat; il fait bien quelquefois saliver légèrement, mais jamais il n'attaque les dents.

Le même préjugé , la même erreur, existent pour les cheveux, qui peuvent tomber en presque totalité pendant ou après un traitement mal raisonné, imparfait, et n'arrêtant que partiellement les progrès, l'envahissement général de la maladie; ici les racines ou les bulbes des cheveux malades, irritées, enflammées, cessent tout rapport de nutrition ; leur chute devient inévitable, leur *reproduction impossible*.

Le tissu fibreux est susceptible d'être spécialement affecté partout où il recouvre les os ; facile à reconnaître et à combattre lorsqu'il attaque le périoste de ceux situés superficiellement, il n'en est pas de même lorsque le virus affecte les membranes qui tapissent les parois internes du crâne ; là, des tumeurs se développent, compriment le cerveau, occasionent alors des aberrations plus ou moins marquées dans les fonctions intellectuelles ; les uns éprouvent une difficulté de parler, une paralysie imparfaite ou complète ; chez d'autres, il survient une manie et souvent une vraie folie ; lorsque les tumeurs affectent les parois externes des os du crâne, elles occasionent d'abord de légers maux de tête qui, graduellement, deviennent insupportables ; ces maux de tête, résultat du gonflement du périoste ou de l'altération de l'os, sont désignés souvent dans le monde *sous le nom modeste de migraine*.

Ces tumeurs crâniennes internes sont de nature à tomber en suppuration ; quand cet état a lieu, il se fait intérieurement une désorganisation qui est épouvantable : le pus, n'ayant pas d'issue, produit des ravages affreux, cause des douleurs violentes : heureux le malade qui en est promptement débarrassé par la mort ! A l'ouverture du corps, on voit les os cariés, corrodés, les membranes détruites ; d'autres ont passé à l'état d'endurcissement squirrheux ; une portion de cerveau est tombée en putrilage, et répand l'odeur la plus infecte.

Quelquefois des ulcères syphilitiques rongent les parois artérielles ; le vaisseau étant perforé, le sang s'écoule, la mort survient lentement ou promptement, selon le vaisseau altéré. Ce funeste résultat a souvent lieu sans la moindre apparence de symptômes graves. J'ai vu un malheureux militaire entrer à l'hôpital Saint-Louis, affecté d'une tumeur dans la région iliaque gauche, laquelle offrait des battemens isochrones à ceux du pouls. Le jugement porté fut que cette tumeur était formée par le sang provenant d'une rupture artérielle. Le malade assurait n'avoir jamais eu de palpitations, ni la moindre tumeur qui eût pu faire craindre une maladie analogue à celle qu'on présumait. A l'ouverture du corps, on fut très-étonné de voir ce qu'on prenait pour un anévrisme être un ulcère syphilitique, qui avait rongé une partie de la crosse de l'aorte dans une étendue d'un pouce de diamètre : l'ulcère avait une forme parfaitement ronde, et paraissait avoir été fait au moyen d'un emporte-pièce.

Si le virus porte son action au fondement, il occasione des démangeaisons assez vives, constantes, et difficiles à calmer, auxquelles succèdent de petites exulcérations peu incommodes; cette irritation continuelle détermine souvent un engorgement circu-

laire d'une partie ou de la totalité de l'orifice de
l'anus ; cet engorgement peut aussi affecter la
muqueuse du rectum à six lignes, un ou deux
pouces de profondeur ; alors, cette portion intestinale diminue graduellement de diamètre et
peut finir par intercepter presque totalement le
cours des matières fécales, déterminer ainsi la
formation d'un squirrhe, d'un cancer : la mort
ici est inévitable ; mais on ne peut se faire une
idée exacte des intolérables douleurs qu'occasione
une défécation devenue impossible. Des ulcérations, en plus ou moins grand nombre, peuvent
affecter la muqueuse intestinale dans une partie
ou dans toute son étendue ; elle fait éprouver
un sentiment de malaise dans le bas-ventre, détermine des coliques légères, peu fortes, et une diarrhée qui ne peut disparaître par des moyens ordinaires; cette situation est constamment accompagnée
d'une extrême maigreur.

Appelé pour donner des soins à M. A***, je le
trouvai affecté d'une diarrhée qui lui faisait rendre
par jour de quinze à vingt selles. Les matières
étaient liquides, purulentes ; plusieurs points de la
surface abdominale étaient très-sensibles au toucher. Il sortait souvent du pus qui était mélangé de
matières fécales. Ayant examiné la bouche, je vis une
foule de petits ulcères en suppuration, qui se trou-
vaient encore en plus grand nombre dans l'arrière-
bouche. En introduisant le doigt dans le fondement,

on sentait également de petites surfaces ulcérées, mais plus larges que celles de la bouche. Le pus secrété était évidemment dû à ces ulcères qui me paraissaient de nature syphilitique. Ces idées me furent confirmées par les réponses du malade, et par la présence d'un exostose à la partie supérieure de la jambe gauche. Il subit mon traitement, et en deux mois il fut guéri.

M. B*** rendait tous les jours, moitié pus, moitié matière fécale en diarrhée. Il était d'une maigreur effrayante ; son teint était plombé syphilitique ; cette affection était due à une ancienne blennorrhagie mal soignée et coupée par des injections. Il suivit mon traitement et ce cas disparut en trois mois, sans rechute depuis trois ans.

La muqueuse de l'urètre est souvent affectée d'ulcères, qui deviennent quelquefois fongueux. Ils interceptent le cours de l'urine ; ils sont la cause et le siége de ces écoulemens rebelles qui durent quelquefois des années ; quand ils se cicatrisent, il se forme des brides qui diminuent considérablement le diamètre du canal, des excroissances syphilitiques peuvent s'y développer, et produire un résultat aussi fâcheux. Un ou plusieurs écoulemens mal soignés peuvent déterminer un engorgement d'une plus ou moins grande partie du canal, et rendre ainsi le passage des urines impossible. On a l'habitude de remédier à cette diminution de la capacité de l'urètre par des sondes, des bougies ou par la cautérisation. Plusieurs médecins ont essayé de se faire une spécialité de ces divers moyens de médication. Ces procédés très-insuffisans occasionent de fréquentes rechutes , par la raison que le virus vénérien étant seul la cause déterminante de cette maladie , elle ne doit disparaître entièrement que par un traitement complet.

M. C*** éprouvait depuis un an une diminution graduée dans le jet de l'urine, qui finit par ne plus sortir que goutte à goutte ; enfin, un jour elles cessèrent complétement. M***, appelé, y remédia très-bien en un mois ; mais il fut obligé de recommencer son traitement par la dilatation un an après , sans plus de succès , car après trois mois la difficulté d'uriner avait recommencé , et l'émission était devenue impossible. M. C***** me fit appeler; je lui appliquai sur le périnée des cataplasmes de farine de lin arrosés d'anti-psorosyphilide renouvelés trois fois le jour, et lui ordonnai l'usage du rob anti-psorosyphilique pendant deux mois. Ce traitement guérit ce malade sans l'introduction d'aucune sonde ou bougie.

Des ulcères de même nature syphilitique peuvent affecter le voile du palais , et si l'on n'y apporte des secours prompts et efficaces, ils en rongent et détruisent une partie ; quelquefois le ravage s'étend aux os palatins ; la carie les fait disparaître. Ces deux derniers symptômes changent le timbre de la voix et rendent la parole gutturale et

nasillarde; cette dernière circonstance est la preuve
la plus manifeste qu'on a eu cette maladie à un
degré peu commun ; la langue seule acquiert un
développement capable de donner de graves inquié-
tudes ; le malade ne peut parler , il salive beaucoup , dort la bouche ouverte ; quelquefois cet
organe dépasse les dents , la suffocation devient
éminente, si l'on n'y remédie par de profondes sca-
rifications ou par l'ablation d'une partie de cet organe.

Le virus vénérien, appliqué aux yeux , détermine
une inflammation tellement violente , que souvent
il n'a laissé d'autres ressources que celle d'ouvrir
l'œil et d'en évacuer les humeurs ; cette espèce
d'ophthalmie est très-douloureuse et difficile à traiter. Après la guérison , la vision est presque toujours diminuée ; l'œil est souvent couvert de taies,
et les bords libres des paupières sont rouges, avec
perte et diminution plus ou moins grande des cils.

Un jeune homme d'une bonne constitution est
affecté d'un écoulement syphilitique par le canal
de l'urètre : il est traité par les anti-phlogistiques :
après six semaines, le copahu et les injections astringentes sont employés. L'écoulement disparaît
en effet, mais immédiatement après, le malade
tousse, souffre beaucoup de la poitrine, perd son
appétit , ses forces , et tombe dans le marasme ; il
est alors traité comme phthisique : il se présente à
moi affecté au troisième degré. Après une foule de

questions, je crus avoir la conviction que tous ces maux étaient le résultat de la suppression de son écoulement. Je tenais à l'usage du rob anti-psoro-syphilique modifié ; je rétablis son écoulement qui devint très-abondant, jaune, verdâtre, cerclé. Deux mois après, la toux avait cessé, tous les symptômes avaient disparu ; il fut parfaitement guéri : c'est ainsi que ce virus attaque les poumons, et que la *moitié au moins des phthisiques* ne doivent l'état mortel de leur maladie qu'à la manière dont elle est considérée dans son origine.

Le virus se porte-t-il sur les testicules ; il les endurcit pour la vie, les dispose au squirrhe, au cancer, et prive souvent l'homme de la faculté de se reproduire.

Affecte-t-il le canal vaginal ou le col de la matrice ; il en résulte un écoulement plus ou moins abondant, infect, des douleurs et des élance-mens ; ces symptômes peuvent être occasionés par un chancre, alors on se méprend assez générale-ment, on croit n'avoir que des fleurs blanches ; l'ulcération s'étend, détruit le col de la matrice, finit par affecter le corps même de cet organe. Dans le principe, les souffrances étaient très-légères, et le mal faisant des progrès gradués, très-lents, il en résulte souvent que les malades n'ont recours au médecin que lorsqu'il n'y a plus de ressources; cette réapparition de la syphilis a lieu chez les femmes, le plus ordinairement à l'époque de la cessation de leurs règles. Un simple traitement, facile à suivre, prévient ces funestes accidens.

La maladie vénérienne ne se montre pas toujours avec des symptômes si alarmans. Avant que ceux-ci se manifestent, ils doivent nécessairement être précédés par d'autres moins graves, moins sensibles et souvent peu apparens. Le virus vénérien reste caché, il est vrai; mais il n'en agit pas moins, et modifie souvent l'action de nos organes. C'est ainsi que ceux qui sont mal guéris et chez qui il exerce ses ravages éprouvent souvent, long-tems avant l'apparition des symptômes extérieurs, un malaise général, un découragement, des faiblesses, des lassitudes; ils ont parfois des idées vagues, incohérentes, telles qu'une suppression subite et instantanée de la faculté de penser; d'autres, des frayeurs non motivées ou une monomanie quelconque : il y a toujours peu d'aptitude au travail. Les fonctions digestives peuvent s'altérer; dans ce cas il survient des nausées, beaucoup de gaz dans le tube intestinal, des coliques qu'on ne sait à quoi attribuer; chez quelques-uns les selles sont habituellement plus fréquentes et toujours liquides : souvent il y a accélération du pouls avec tous les caractères de la fièvre. D'autres fois, on voit une maladie aiguë se caractériser et se terminer par quelques symptômes de syphilis dont celle-ci peut-être regardée comme *crise*.

Ces préludes commencent souvent chez les fem-

mes, comme nous l'avons déjà dit, à l'époque
de la cessation menstruelle, et chez les hommes,
à l'âge de trente à quarante ans ; quelquefois on
éprouve une espèce d'engourdissement ou d'insen-
sibilité dans un membre ou dans une partie de
ce membre. Il y a presque toujours, chez les personnes qui n'ont pas un tempérament sanguin,
un teint pâle, plombé. Lorsqu'on doit avoir des
ulcères à la gorge, j'ai observé que, bien long-tems
avant leur apparition, cette partie est habituellement rouge dans toute son étendue, ou dans plusieurs points; les amygdales sont un peu gonflées ;
les maux de gorge, fréquens et périodiques : il y a
sécheresse habituelle dans cette partie, et presque
constamment un sentiment de gêne, sans qu'il y
ait précisément difficulté dans la déglutition.

Il arrive quelquefois qu'à chaque expiration il
s'exhale de la bouche un air infect et repoussant, dû
soit à une altération d'un point des fosses nasales,
soit à la carie d'une portion d'os des mâchoires,
soit à un mode d'altération spéciale des poumons.

On voit donc que le virus vénérien n'épargne
aucun tissu, aucun organe, aucune partie de
notre corps, qu'il est susceptible de tout altérer, de
tout détruire.

Nous venons de l'observer dans sa marche franche et directe. Il ne paraît pas toujours agir ainsi,
surtout lorsqu'il se complique d'autres affections
morbifiques ; alors, son caractère devient d'autant

plus difficile à saisir , qu'il simule parfaitement bien d'autres maladies.

C'est donc dans les diverses espèces de dégénérations qu'il peut offrir que nous allons le suivre et l'examiner.

CHAPITRE VI.

CHANGEMENS ET DÉGÉNÉRATIONS QUE LA MALADIE VÉNÉRIENNE
PEUT ÉPROUVER. AGGRAVATION DE TOUTE MALADIE EN GÉ-
NÉRAL PAR SUITE D'UNE SYPHILIS IMPARFAITEMENT GUÉRIE.
— URGENCE DE TENIR COMPTE DE CETTE COMPLICATION. —
MALADIES RENDUES MORTELLES PAR CETTE NÉGLIGENCE.

Le nom de *Protée* convient spécialement au virus vénérien, que nous allons considérer dans tout
le cours des aberrations et des dégénérations sans
nombre qu'il est susceptible d'offrir.

Nous avons vu comment il peut altérer, de la
manière la plus épouvantable, la constitution, le
tempérament de l'individu le plus robuste, le plus
fort qu'on puisse imaginer; nous verrons qu'il
vicie tout sans exception, qu'il abrége considérablement la vie, et que souvent il donne la mort à
l'enfant, même dans le sein de sa mère.

Observons d'abord une maladie vénérienne récente : la personne qui l'aura contractée se trouve,
ou dans un état parfait de santé, ou sous l'influence d'une autre affection morbide quelconque.
Il sera facile de déduire les conséquences de la

complication de ce second cas , par le tableau que nous allons tracer du premier.

D'abord il est reconnu qu'on peut admettre , en principe, que cette affection , bien soignée , n'occasionera jamais de résultats fâcheux. Mais il est si rare de voir une guérison bien radicale ; on est si porté à braver un ennemi qui vous a tant effrayé, et qui ne paraît plus devoir être redoutable; on est si impatient de terminer un traitement qui nous rappelle des craintes exagérées, des souvenirs quelquefois pénibles, que toujours on est tenté d'abréger le plus possible le tems nécessaire pour obtenir une cure parfaite. Il arrive souvent aussi que les occupations ou la honte d'être découvert ne permettent pas de suivre un traitement dans toute sa régularité. Il arrive également et tout aussi souvent, car enfin il faut le dire , que le malade ne guérit pas complétement , non par la raison qu'il n'exécute pas tout ce qui lui est prescrit, mais plutôt parce que les prescriptions ordonnées sont incapables de produire un résultat complet.

La cause la plus commune de la dégénération de la syphilis en d'autres maladies vient de l'habitude où l'on est de considérer la plupart des écoulemens, chez l'homme , par exemple , comme un simple échauffement qu'on peut faire disparaître par des moyens simples, il est vrai , mais qui, lorsqu'on le traite par les anti-phlogistiques seulement, se trouve remplacé par une autre maladie, qui peut durer autant que la vie , et qui doit se communiquer à d'autres , comme nous allons le prouver.

Cette erreur de traitement est plus excusable quand il s'agit de la femme. Il est d'autant plus facile de confondre les fleurs blanches avec les écoulemens virulens , et si commode de considérer une rougeur inflammatoire comme un échauffement, que , dans la plupart de ces cas, ces symptômes perdent toute leur intensité , par l'emploi bien coordonné d'un traitement adoucissant , aidé d'un repos parfait et d'un régime sévère.

On a pour résultat, dans cette circonstance, une guérison apparente ; mais il reste toujours une quantité de fleurs blanches , tantôt plus , tantôt moins abondantes. Il n'y a plus de douleurs, plus de gêne ; souvent la force de la constitution permet de conserver une apparence de santé qui trompe d'autant plus qu'en effet aucun symptôme ne se manifeste ; mais , malgré cet état de choses , si cette femme vient à concevoir , elle fait presque toujours une fausse couche , sans cause ou sans motif appréciable. Cette fausse couche a lieu d'ordinaire de trois à sept mois.

On s'afflige, on s'inquiète , quand elle se renouvelle ; on passe alors pour être organisée de manière à ne pouvoir amener un enfant à terme. Ce résultat provenant d'une syphilis cachée est très-fréquent. Si le produit de sa conception ne meurt pas avant les neuf mois, elle mettra au monde un enfant qui d'abord pourra paraître bien constitué ; mais cet enfant est presque constamment voué à la mort : la moindre des maladies l'enlèvera. On observera qu'il aura peine à résister aux convulsions ou à d'autres maladies d'enfance. Il sera affecté de ce qu'on nomme vulgairement *feux de dents*, *croûte laiteuse*, *gourme*, qui dureront très-long-tems ; ou il aura des engorgemens glanduleux, plus ou moins volumineux, au cou, aux aines, et particulièrement aux aisselles ; les fesses et les parties supérieures et internes des cuisses, les parties génitales seront couvertes de boutons aplatis de forme lenticulaire, rouges et enflammés ; on les attribue à tort à la malpropreté ; son ventre sera toujours très-gros, ballonné, quand même les autres parties de son corps tomberaient dans le marasme. Ce marasme est, dans ce cas, généralement attribué, mais à tort, au défaut de soins ou de nourriture de la part des nourrices. Ce volume extraordinaire du ventre est le résultat de l'engorgement des nombreuses glandes mésentériques, et constitue le carreau.

Chez les enfans affectés de maladies vénériennes caractérisées par des symptômes dégénérés, la dentition est très-tardive et ne se fait qu'à quatorze, seize ou dix-huit mois ; leurs dents sont rarement belles, elles deviennent brunes, noirâtres et se gâtent facilement. Ils souffrent fréquemment de coliques, de tranchées, et leurs matières sont habituellement jaunes ou jaune-verdâtre. Quand les symptômes syphilitiques ne secaractérisent pas, et qu'aucun traitement n'est suivi, c'est alors qu'on voit surgir chez eux le rachitisme, le scrophule, la teigne... Leur peau se couvre de boutons rougeâtres qui se dessèchent facilement. On attribue généralement cette espèce d'éruption à une âcreté de sang, dont quelquefois on croit voir l'origine dans la conception même de l'enfant, laquelle aurait eu lieu à l'époque des règles.

Les glandes engorgées, qui se sont enflammées, peuvent suppurer long-tems, alors, elles laissent une espèce de cicatrice indélébile assez ressemblante à celle des scrophules, pour la forme : elles sont toujours d'une couleur légèrement brunâtre plus foncées que la peau, ce qui n'a pas lieu pour de semblables cicatrices chez des enfans sains.

D'autres fois, ce sont les glandes pulmonaires qui s'engorgent; l'enfant devient maigre, chétif; il est affecté d'une toux plus ou moins forte et rebelle, et meurt phthisique.

Quelquefois encore les articulations se gonflent, doublent; triplent, quadruplent, leur volume gêne les mouvemens, qui souvent deviennent impossibles. Si la maladie se porte aux doigts, ceux-ci semblent se raccourcir ; ils s'atrophient, se déjettent, et les enfans restent estropiés pour leur vie.

Au dos, la colonne vertébrale est susceptible, par sa nature un peu spongieuse, d'un ramollissement, d'une augmentation de volume, qui a lieu ordinai-

rement dans sa partie moyenne. Les vertèbres ra-
mollies, le poids des parties supérieures du corps
force nécessairement à changer la direction verti-
cale de la colonne vertébrale, et l'enfant devient
bossu pour toujours.

Généralement, si, à force de soins, ces enfans
peuvent vivre, alors, on les voit, jusqu'à l'âge de
quatorze à dix-huit ans, avoir le teint pâle, le nez
un peu large, un peu gros, la lèvre supérieure
comme gonflée ; quelques-uns traînent une vie lan-
guissante et sont presque toujours malades , beaucoup ont de nombreux boutons à la figure. Chez les
jeunes filles, cet état cesse en partie vers l'époque
de la puberté, leur pâleur fait place à un teint frais,
rosé, tout semble disparaître ; quelques boutons
seulement pourront rester, mais le mal, pour être
devenu latent, existe toujours : il peut reparaître
au moment où l'on s'y attend le moins, souvent à la
moindre occasion. C'est ainsi que , sans cause apparente, l'épaule et la colonne vertébrale, chez les
jeunes filles surtout, se dévient, se déforment, et
ceux qui ne voient dans cette déviation qu'un ramollissement osseux, et qui veulent y remédier au moyen
de lits extenseurs ou de tout autre procédé mécani-
que, se trompent grandement s'ils n'adjoignent à leur
traitement des médicamens appropriés et capables
de détruire la cause première. L'expérience prouve
qu'une rechute est inévitable, qu'elle a lieu plus
particulièrement d'un travail obligé, suivi, continu

ou après une grossesse ; dans ce dernier cas, l'enfant qui naîtrait ou serait allaité par une telle mère demandera encore beaucoup de soins et de précautions : il sera maigre ou boursouflé, toujours pâle ; il souffrira beaucoup de la dentition, marchera tard. Les os longs quelquefois cessent de se durcir, ils se ramollissent ; alors, ils se déjettent, ils se courbent et les jambes deviennent arquées.

Ce dernier tableau que je viens de tracer ne ressemble-t-il pas plus au scrophule qu'à la maladie vénérienne ? dans beaucoup de cas il est difficile de les distinguer l'un de l'autre. Ce n'est qu'avec l'aide des antécédens qu'on peut établir un jugement certain. D'ailleurs, le vrai praticien sait parfaitement bien que la cause occasionelle des scrophules, la plus générale et la plus fréquente, est une syphilis ancienne.

On voit fréquemment des maladies, n'offrant, au premier aspect, aucun rapport avec la syphilis, traitées long-tems et infructueusement par des moyens ordinaires, cesser comme par enchantement à l'administration des médicamens anti-syphilitiques ? cela a lieu pour beaucoup de douleurs considérées comme goutteuses, rhumatismales ou nerveuses, et qui simulent admirablement bien ces divers genres d'affections.

Appelé pour une dame âgée de quarante-deux ans, douée d'une bonne constitution, tempérament sanguin, ayant un peu d'embonpoint et affectée de

douleurs souvent intolérables la nuit, elle ne pouvait
marcher que difficilement. Le siége était spécialement aux jambes ; elles n'offraient cependant aucun
gonflement, mais le caractère de ces douleurs , qui
étaient constamment augmentées par la chaleur du
lit , leur ancienneté, leur persévérance et l'insuccès
de tous les traitemens suivis , me firent prononcer
hardiment qu'elles étaient de nature syphilitique.
Cependant la malade n'avait pas eu d'affection vénérienne depuis vingt ans ; elle n'avait rien éprouvé
depuis cette époque. Je ne crus pas moins devoir
persévérer dans mon opinion et soumettre cette
dame à l'usage du rob anti-psorosyphilique ; j'eus
la satisfaction de voir tous ces symptômes, contre
lesquels on avait échoué depuis quarante ans, disparaître complétement en deux mois.

Il est plus facile de reconnaître la transformation
du virus syphilitique, lorsqu'il affecte la peau et qu'il
prend le caractère dartreux. Si la plupart des dartres paraissent rebelles à beaucoup de praticiens ,
c'est qu'ils en méconnaissent l'origine ou qu'ils ne
veulent voir et ne traiter en elles que de simples
affections locales. Je ferai observer cependant qu'un
assez grand nombre de dartres vénériennes paraissent peu différer de celles qui ne proviennent pas
de cette affection, et que souvent le traitement seul
vient éclairer sur la vraie nature du mal.

Le virus vénérien, sans offrir son caractère spécial, peut compliquer toutes les maladies possibles.

Le médecin qui ne considérerait que légèrement cette complication, ou qui n'en tiendrait pas compte, pourrait perdre autant de malades qu'il en traiterait.

En général, une complication de syphilis, cachée ou apparente, donne des chances de mort incroyables ; les maladies s'aggravent, durent plus long-tems ; les symptômes persévèrent d'une manière surprenante, et les prévisions du médecin se trouvent à chaque instant en défaut.

Ces maladies, où les symptômes de la syphilis sont peu ou pas apparens, se rencontrent plus communément qu'on ne peut le penser. J'ai observé et recueilli de ces faits qui paraissent incroyables et qui sembleraient être rédigés avec un esprit prévenu, si je les publiais dans cet ouvrage. C'est dans la pratique même de mes confrères que je vais prendre des preuves.

Pour les rendre incontestables, je choisirai celles qui ont été publiées par des journaux de médecine. Le célèbre docteur Bœhr m'a paru devoir être cité de préférence, parce que ce praticien s'occupe beaucoup de maladies syphilitiques, et que son autorité mérite d'autant plus d'être invoquée, que, pendant long-tems, il n'admettait pas ces espèces de syphilis larvée.

Ainsi, on lit dans le *Journal der Practishen Heilkunde*, par Hufeland et Osann, et reproduites par la *Gazette Médicale,* les observations suivantes du docteur Bœhr.

Affection nerveuse, hypocondriaque, masquant une affection syphilitique invétérée.

« Cette observation répondra aux médecins qui, comme Astruc et autres, ont nié que le cerveau et les nerfs pussent être atteints par l'infection syphilitique.

Un jeune homme eut, à la suite d'un coït impur, une légère excoriation au prépuce, dont il guérit spontanément. Peu de tems après, il vit se développer sur toute la surface cutanée une gale syphilitique, et à la marge de l'anus, des végétations ficoïdes. Quelques grains de sublimé et la cautérisation firent disparaître ces symptômes. Le malade semblait entièrement guéri ; il avait bien à se plaindre d'hémorrhoïdes non fluentes et de douleurs rhumatismales, mais il les avait déjà ressenties avant l'infection vénérienne, et de plus, les douleurs se manifestaient le jour et non la nuit, et elles avaient leur siége non dans les os, mais dans les muscles ; il n'y fit donc pas attention.

Un an plus tard, il survint une *blépharoblennorrhée* à laquelle, il est vrai, le malade avait été déjà sujet une première fois, mais il ne tarda pas à s'y joindre une *iritis* qui, par l'échancrure particulière de l'iris, se fit bientôt reconnaître pour être de nature syphilitique. Un traitement méthodique fit encore une fois disparaître ces nouveaux accidens. A part son affection hémorrhoïdale et ses douleurs de rhumatisme, le malade se trouva bien pendant neuf mois, lorsque tout-à-coup sa vue baissa considérablement. On lui pratiqua une saignée, à la suite de laquelle il se manifesta une hémiplégie et tous les symptômes d'une extravasion sanguine dans le cerveau, sans que jamais on eût remarqué antérieurement des signes de pléthore et de congestion sanguine. Outre l'application d'un grand nombre de sangsues, on administra au malade le calomel à haute dose, comme moyen anti-phlogistique ; il eut une forte salivation, mais les symptômes paralytiques disparurent avec une rapidité étonnante, dans l'espace de *trois jours.* Personne alors n'aurait pu deviner la nature syphilitique de ces accidens, et la raison pour laquelle ils avaient cédé si vite à l'emploi du calomel. Le malade eut de nouveau neuf mois de repos, au bout desquels il fut pris d'accidens nerveux particuliers et nommément d'une insomnie opiniâtre et rebelle à tous les moyens. A ce symptôme se joignirent des maux de tête intolérables survenant pendant la journée et après le plus léger repas ; une simple tartine de beurre prise le matin occasionait les mêmes douleurs que la nourriture la plus substantielle ; aussi le malade fut-il obligé de se borner à des bouillons et à des fruits cuits pour toute alimentation. Cet état durait depuis une année, pendant laquelle le malade n'avait pas goûté un quart-d'heure de sommeil : il était devenu pâle, mélancolique et las de la vie. Cependant il n'avait pas notablement maigri. Tous les moyens ayant échoué, le docteur Bœhr, se rappelant tous les antécédens du malade, sa première infection, depuis laquelle il n'avait jamais été entièrement bien portant, et surtout la prompte disparution des accidens apoplectiques, à la suite du calomel, fut conduit à admettre que ces différens phénomènes morbides, si rebelles aux moyens ordinaires, pourraient bien être d'origine vénérienne. Il proposa donc au malade de le soumettre à un traitement par les frictions mercurielles et par l'abstinence. Le traitement fut institué, et il s'en suivit une salivation extrêmement abondante; mais lorsqu'elle fut arrêtée, le malade, loin de se trouver d'abord soulagé, ressentit ses mêmes embarras de digestion et ses anciens maux de tête. On le mit à une diète lactée, quelque tems après, le sommeil revint. Quatre mois plus tard, ayant essayé de prendre une nourriture plus substantielle, il n'éprouva pas de céphalalgie; enhardi par le premier succès, le malade a pris successivement une plus grande quantité d'alimens, jusqu'à ce qu'il ait pu enfin se nourrir d'une manière plus régulière. Depuis cette époque, ses maux de tête ne sont plus revenus, les digestions se font avec facilité, et il n'a cessé de jouir d'une santé plus robuste qu'avant l'époque de son infection vénérienne.

Amaurose syphilitique.

F..., âgé de trente ans , eut une blennorrhagie qui s'accompagna bientôt d'une excoriation au prépuce ; il employa les mercuriaux, mais sans observer de diète ni de régime convenable. La maladie locale disparut , mais il lui succéda une difficulté dans la déglutition, accompagnée de douleurs. Cette affection consécutive fut traitée pour une angine vénérienne et combattue de nouveau par le mercure ; elle parut d'abord vouloir se dissiper , mais pour très-peu de tems , au bout duquel elle revint , se manifestant à des époques plus ou moins rapprochées. Dans cet intervalle, la vue du malade s'affaiblit, surtout d'un côté. On prescrivit la méthode de Dzondi et des frictions stibiées aux angles de la mâchoire inférieure, mais le tout inutilement; enfin, on eut recours à la *méthode antisyphilitique par abstinence* , qui produisit un rétablissement complet.

Syphilis constitutionnelle sous la forme d'une phthisie dorsale.

N..., âgé de trente-quatre ans, eut , il y a quatre ans, un chancre au penis qui guérit , au bout de quatre semaines , par l'emploi méthodique du mercure ; à l'exception de douleurs rhumatismales vagues, N... s'était parfaitement bien trouvé, lorsqu'il y a trois ans il commença à souffrir de faiblesses dans les jambes et de douleurs lombaires. Bientôt les symptômes augmentèrent , et la maladie connue sous le nom de phthisie dorsale apparut avec tous ses caractères. Cependant, rien dans la manière de vivre ni dans la constitution du malade ne paraissait avoir favorisé le développement d'une pareille affection. Il s'y joignit plus tard des abcès épileptiformes , qui revenaient surtout la nuit. Tous les remèdes dirigés ordinairement contre l'affection de la moelle ayant été épuisés , on arriva à penser que l'infection syphilitique, qui avait donné lieu depuis neuf ans à une série de phénomènes interrompus seulement à de courts intervalles , pourrait être aussi la cause des accidens actuels. Le docteur Bœhr proposa sa méthode au malade, à laquelle il se soumit volontiers , et les résultats furent tels , qu'au bout de quelque tems les symptômes de la moelle épinière , l'épilepsie et les douleurs rhumatismales disparurent, et, qu'après quelques mois, N..., qui avait repris toutes ses forces, put de nouveau aller et marcher comme de coutume.

Phthisie hépatique; hépatite chronique de nature syphilitique.

X... , âgé de quarante ans, eut, il y a cinq ans, un chancre qui disparut par l'emploi du mercure. Bientôt après il se manifesta aux jambes et sur le dos des dartres , auxquelles le malade attacha peu d'importance ; mais il se développa insensiblement une maladie de foie , caractérisée par la perte de l'appétit, une bouche amère , une langue chargée et jaunâtre , des douleurs d'abord pongitives , mais pulsatives à la région hépatique. Le soir, il survenait de la fièvre, et le matin des sueurs abondantes. Avec l'accès fébrile du soir se manifestaient des douleurs à l'épaule et à la cuisse droites. Sclérotique jaune , amaigrissement considérable, selles irrégulières, tantôt diarrhée, tantôt constipation. L'urine, depuis l'époque où les douleurs hépatiques étaient devenues pulsatives , laissait déposer un sédiment épais et virulent. Le docteur Bœhr vit le malade dans cet état, le développement des dartres immédiatement après la disparution du chancre lui fit soupçonner que l'affection hépatique pourrait bien être de nature syphilitique, il crut devoir employer encore ici sa méthode, qui de nouveau fut couronnée d'un plein succès , car le malade guérit entièrement de ses dartres et de son affection du foie.

Syphilis se montrant sous la forme d'une affection pulmonaire ; phthisie ou catharre chronique.

M. S..., conseiller, avait eu à vingt ans une blennorrhagie , mais jamais d'autre maladie vénérienne. Marié à vingt-quatre ans, il n'avait ressenti aucune indisposition les dix premières années de son mariage. A trente-quatre ans il commença à souffrir d'*hémorrhoïdes vésicales*, caractérisées par de la dysurie et parfois par une émission involontaire de l'urine s'échappant goutte à goutte, surtout la nuit, et lorsque le malade n'avait pu entièrement vider sa vessie. L'urine présentait constamment un sédiment muqueux, rouge et haut d'un travers de doigt. A part cette incommodité, M. S... se portait bien, lorsqu'en 1826, il ressentit subitement des douleurs violentes occasionées par la présence d'un calcul rénal dans l'urètre ; il vécut ainsi pendant six ans, trouvant chaque année, dans l'usage de l'eau de Carlsbad, un soulagement passager à ses maux. Au printems de 1830, s'étant exposé à un refroidissement, il fut pris d'un coryza et d'une toux intense avec expectoration abondante ; fièvre le soir, sueur le matin, amaigrissement considérable; enfin, tous les signes d'une phthisie pulmonaire. Tous les remèdes avaient été inutilement employés, le cas paraissait désespéré, quand tout-à-coup le malade fut couvert au front et sur toute la face de papules cuivrées ; de semblables taches s'étendirent sur toute la surface cutanée. L'existence d'une blennorrhagie antérieure et l'apparition de ces symptômes secondaires engagèrent à recourir à un traitement mercuriel ; on choisit le sublimé à petites doses et une décoction de salsepareille; peu à peu les papules et les taches pâlirent et disparurent, et ce qu'il y a de plus remarquable, c'est que les symptômes du côté de la poitrine ont diminué au point qu'il ne reste plus qu'une certaine disposition à la toux pendant un tems froid, mais qui disparaît facilement quand M. S... se tient chaudement. Mais l'affection vésicale avait persisté, et, pendant l'hiver de 1834, il s'y était joint des douleurs de tête qui revenaient la nuit, et avaient tout-à-fait le caractère syphilitique. On eut de nouveau recours au sublimé, qu'on fut obligé d'interrompre à cause d'une salivation extrêmement abondante ; plus tard, on en vint au précipité rouge et à l'abstinence ; le malade guérit entièrement, et de ses maux de tête, et de son affection vésicale, qui avait duré une dizaine d'années. Il ne lui reste plus de ses anciennes incommodités qu'un état de constipation qui réclame de tems à autre l'emploi de moyens apéritifs.

Syphilis simulant une hémoptysie avec phthisie laryngée.

La forme tout-à-fait insolite qu'a revêtue ici la maladie vénérienne, et l'erreur de diagnostic à laquelle elle a donné lieu, rendent cette observation très-remarquable.

B****, âgé de vingt-cinq ans, d'une constitution autrefois robuste, avait joui constamment d'une bonne santé jusqu'en l'année 1824, où il avait commencé à cracher le sang. Le médecin auquel il s'était adressé d'abord lui avait recommandé le séjour et l'air de la campagne. Après avoir tâché de combattre par tous les moyens thérapeutiques une affection qui faisait chaque jour des progrès. Cet état durait depuis plus d'un an, quand M. Bœhr le vit pour la première fois : le malade était arrivé à un haut degré d'émaciation ; la toux était fréquente, et il expectorait chaque fois une quantité considérable d'un sang vermeil ; la voix était faible et il éprouvait des douleurs au cou. Le soir, il y avait de la fièvre ; le pouls était dur, très-fréquent et petit. Le matin, les sueurs étaient excessives. Ne pouvant trouver de cause plausible à ce crachement de sang continuel, et ayant appris que le malade avait eu, quelques années auparavant, un chancre qu'il croit avoir été guéri trop tôt, le docteur Bœhr eut l'idée d'examiner l'intérieur de la bouche ; il trouva en effet que le voile du palais et le pharynx étaient garnis de grands ulcères très-enfoncés, à bords hauts, inégaux, coupés à pic, lardacés, portant en un mot tous les caractères d'ulcères syphilitiques. Dès lors plus de doute que le sang expectoré ne fût fourni par ces ulcères, qui eux-mêmes étaient consécutifs à la première infection qui avait produit le chancre, car depuis cette époque le malade ne s'était plus exposé. Quoiqu'il fût dans les conditions les plus défavorables, et malgré son état d'affaiblissement, de maigreur et de fièvre hectique, on lui proposa les frictions mercurielles et le traitement par le jeûne. B****, voyant dans ce traitement sa dernière

chance de salut, se soumit à tout. On suivit la méthode de Rust.

Le premier jour, un gros d'onguent mercuriel
simple aux deux jambes.

Le troisième jour, un gros et demi aux cuisses ;
on continue ainsi tous les deux jours jusqu'au
seizième.

Le quatorzième jour, salivation extrêmement
abondante.

Le dix-septième, administration d'un purgatif
avec le jalap.

Le dix-huitième, on reprit les frictions mercurielles, qui furent continuées tous les deux jours
et alternativement, comme dans les premiers tems.

Le ptyalisme devint extrêmement fort ; mais
déjà pendant son cours, la fièvre alla en diminuant, la toux devint moins forte et le crachement de sang de plus en plus faible. La
maigreur seule avait persisté, ce qui n'est point
étonnant, à cause du régime débilitant que le malade avait subi. Cependant sa physionomie s'amé-
liora, et il put de nouveau goûter quelque repos et un peu de sommeil. L'amélioration alla
toujours en augmentant ; il survint bien un nouveau mouvement fébrile, mais qui ne dura que quelques jours. On fit prendre au malade tous les deux
jours un bain jusqu'à la cessation complète de la
salivation, qui eut lieu le 20 octobre. A cette épo-

que, les chancres de la gorge étaient entièrement cicatrisés , la voix était redevenue forte et sonore , la respiration libre et toutes les fonctions normales; il ne restait plus qu'un peu de faiblesse. On mit encore pendant six semaines M. B**** à l'usage de la salsepareille , et au bout de ce tems , on put le considérer comme entièrement rétabli. Depuis lors, il s'est marié, a eu trois enfans , tous également sains, et il ne s'est jamais ressenti de son *ancienne* infirmité.

Observation qui prouve la possibilité de la transmission de la syphilis d'un père à son enfant sans la communiquer à la mère.

M. de W. vint à Berlin , où, s'étant exposé à un coït impur, il contracta un chancre qui disparut à la suite d'un traitement mercuriel. Quelques semaines après sa guérison , sa femme légitime vint le rejoindre, elle devint bientôt enceinte , et pendant toute sa grossesse elle ne montra aucun signe qui pût indiquer une infection syphilitique ; elle donna le jour à une petite fille qu'elle allaita elle-même. Le père , au moment de la copulation , ne paraissait plus porter aucune trace de sa première infection. L'enfant resta bien portante les trois premières semaines, lorsq u'elle fut tout-à-coup couverte, dans l'interstice des fesses à l'anus et aux grandes lèvres , d'ulcères rongeans, profonds ,

qui augmentèrent rapidement de nombre et d'étendue; en même tems, il se manifesta aux mollets des
taches d'un rouge cuivré; la petite malade fut
prise d'un coryza qui embarrassa beaucoup la respiration , et il se détacha de ses fosses nasales des
croûtes d'un aspect particulier. Plusieurs moyens furent employés sans succès , et le mal marchait avec
une rapidité effrayante. La nature des ulcères , la
coloration particulière des taches , et l'aveu du
père qui rapporta au médecin avoir eu un chancre
peu de semaines avant que sa femme fût venue le
rejoindre , éclairèrent ce dernier sur la nature de
l'affection qu'il avait à combattre; il résolut en
conséquence d'administrer le mercure , et il choisit le mercure soluble d'Hahnemann , qu'il donna
à un dixième de grain matin et soir. Sous l'influence
de ce nouveau remède , les symptômes s'amélio-
rèrent avec une telle rapidité que la guérison fut
complète au bout de trois semaines ; mais quelques
mois plus tard , il y eut une rechute , et tous les
symptômes intérieurs reparurent ; l'administration
du mercure les fit disparaître comme la première
fois. Depuis cette époque , l'enfant a été atteinte
d'hydrocéphale, à la suite de laquelle elle a conservé
une hémiplégie qui s'est dissipée en partie. En 1835,
la petite W...., qui avait atteint l'âge de trois ans
et six mois , a eu de nouveau un ulcère à la voûte
palatine qui a cédé à l'emploi du sublimé. Depuis
lors, elle a constamment joui d'une bonne santé.

Toutes ces observations démontrent que la sagacité et la bonne foi du docteur Bœhr sont vraiment admirables. Elles prouvent aussi les éminens avantages qu'on peut retirer de l'emploi du mercure quand il est sagement administré, quand on sait en graduer et modifier l'action, et surtout lorsqu'on tient compte du tempérament et des forces du malade ; elles prouvent encore qu'on ne doit pas craindre d'administrer les diverses préparations mercurielles, non seulement aux personnes chez lesquelles ce médicament paraît agir lentement, mais encore à celles dont les symptômes morbifiques sont profondément enracinés.

Une observation tirée de la *Lancette Française*, du 23 août 1836, mettra en parallèle cette manière judicieuse de voir et d'observer du savant praticien Bœhr, et celle qui est suivie à l'hôpital des vénériens de Paris. Le texte est reproduit exactement.

Boisseau, âgé de cinquante-deux ans, est entré à l'Hôpital du Midi le 2 avril 1836, salle 3, n. 13. Il avait eu antécédemment quatre blennorrhagies différentes, à des époques qu'il ne pouvait préciser. Toutes avaient été parfaitement guéries, la dernière qui lui avait causé beaucoup de douleur, après deux mois de durée sans traitement, avait été suivie d'une orchite, pour laquelle le malade fut admis à l'hôpital.

L'orchite datait de huit jours, avant l'arrivée du malade.

Après quelques applications de sangsues, le gonflement des testicules avait un peu diminué, M. Ricord avait indiqué comme complication la présence d'une hydrocèle à l'état aigu.

Encouragé qu'il était par le résultat heureux de ses nombreuses expériences, il pratiqua la ponction.

Mais les douleurs qui, par suite de cette ponction, avaient diminué d'une manière notable, reparurent au troisième jour, en même tems qu'un nouvel épanchement de liquide dans la tunique vaginale. Nouvelle ponction, même résultat.

M. Ricord fit une troisième ponction et une injection vineuse ; malgré l'état aigu, tout alla comme à l'état simple.

Le 3o mai, le malade était guéri de son orchite et de son hydrocèle, mais l'écoulement blennorrhagique avait persisté malgré l'emploi des balsamiques, des révulsifs. Dans cet état, le malade quitta l'hôpital pour vaquer à ses occupations. Il y revint bientôt avec une orchite à gauche compliquée d'hydrocèle, comme dans l'affection du premier testicule. M. Ricord pratiqua ici la ponction de l'hydrocèle à l'aide du bistouri ; mais l'écoulement blennorrhagique augmenta progressivement.

Les gardes-robes ne se faisaient pas ; M. Ricord prescrivit au malade la manne dans du sérum.

Enfin un marasme progressif, que rien ne put arrêter, amena la mort. A l'autopsie, l'appareil génito-urinaire ayant été enlevé, et l'urètre, ainsi que la vessie, fendu à sa partie supérieure, on découvrit une vaste ulcération qui avait détruit les trois quarts de la partie spongieuse de l'urètre dans toute son épaisseur.

En avant, un lambeau de la membrane muqueuse urétrale, détaché des parties sous-jacentes et seulement adhérent à sa partie antérieure, était légèrement hypertrophié. En arrière, un lambeau plus considérable était aussi hypertrophié et induré ; *plusieurs ulcérations arrondies avec la forme caractérisque des ulcérattons vénériennes*, entamant toute l'épaisseur de la muqueuse vésicale, apparaissaient à la muqueuse de la vessie. La vésicule séminale gauche offrait un vaste abcès. La droite était intacte, mais le canal éjaculateur et le canal déférent du côté gauche établissaient une continuité de maladie depuis l'urètre jusqu'à l'épididyme suppuré, qui offrait dans son intérieur un abcès, qui déjà avait entamé une partie du testicule ; sur le même organe la ponction palliative qui avait été faite avait suffi pour amener la formation de fausses membranes, établissant déjà un lien d'union entre les deux surfaces de la tuniqne vaginale.

Dans le testicule droit, soumis à l'injection vineuse, l'adhérence des deux surfaces était complète : pendant la vie comme après la mort, aucun indice extérieur n'avait pu faire reconnaître la lésion que nous venons de décrire. Il est important de noter que jamais le malade n'avait été sondé ni soumis à l'usage des injections.

Étant bien éloigné d'approuver et de partager cet esprit de système qui donne pour résultat de semblables faits, je me contenterai donc, pour toute réflexion, de soumettre au lecteur les questions suivantes :

1° Pouvait-on méconnaître dans cette observation la nature syphilitique des symptômes ? 2° Un traitement anti-vénérien bien rationnel n'aurait-il pu sauver ce malade ?... 3° L'insuccès d'un traitement anti-phlogistique devait-il engager le médecin à le continuer jusqu'à la mort ?...

CHAPITRE VII.

DES TRAITEMENS EMPLOYÉS A TOUTES LES ÉPOQUES , POUR COM-
BATTRE CETTE MALADIE. — DE L'INEFFICACITÉ DE PLUSIEURS
D'ENTRE EUX. — NÉCESSITÉ DE SUIVRE UN TRAITEMENT QUI
PRÉSERVE NON-SEULEMENT DE TOUT RETOUR DE CETTE AFFEC-
TION , MAIS QUI DÉTRUISE ÉGALEMENT TOUT RAPPORT SENSIBLE
AVEC D'AUTRES MALADIES. — TRAITEMENT DE L'AUTEUR. —
DESCRIPTION DE LA MANIÈRE DONT LE MALADE DOIT CONSULTER
LE MÉDECIN PAR CORRESPONDANCE.

Le traitement des maladies qui ont leur siége aux parties génitales a fixé de tout tems l'attention des médecins, des philosophes et des législateurs. C'est pour faire cesser les échauffemens et l'irritation si fréquente, provenant de la difficulté et souvent de l'impossibilité de découvrir le gland, que la circoncision a été religieusement prescrite et observée dans les pays chauds. Seulement, en Europe, on peut sans inconvénient s'en dispenser ; mais il n'en est pas de même dans les régions équinoxiales et tropicales. Dans ces contrées , cette sécrétion assez épaisse, de consistance un peu butyreuse et à odeur forte, qui se forme entre le gland et le prépuce, est beaucoup plus irritante, plus susceptible de fermentation que sous les degrés de latitude nord. Sous l'influence de ces climats brûlans, cette odeur est tellement prononcée et la sécrétion tellement active, que, pour peu qu'on néglige le moindre devoir de propreté, toutes ces parties s'enflamment et deviennent le siége d'écoulemens très-abondans; des ulcères rongeans s'y établissent et occasionent souvent de grands ravages.

Par la circoncision, qui a pour but l'ablation du prépuce, il résulte que le gland étant à nu, cette sécrétion non seulement ne se forme plus, mais le gland lui-même perd encore beaucoup de sa sensibilité. Il n'est plus si sujet à l'inflammation et beaucoup moins susceptible de contagion.

Chez les femmes des peuples dont je viens de parler plus haut, la sécrétion qui s'opère aux parties sexuelles est aussi très-abondante ; chez beaucoup d'entre elles elle est d'une couleur rosée, comme si elles avaient leurs règles.

C'est par les divers médicamens employés pour guérir les affections des parties génitales, qu'on serait porté à penser que la maladie vénérienne de nos jours diffère ou est une variété de celle qui affectait les anciens peuples ; car, dans ces tems, les symptômes étaient généralement concentrés aux parties sexuelles ; ils effrayaient moins et paraissaient se combattre avec assez de facilité : ils étaient ordinairement le résultat soit de la malpropreté, soit de la débauche, mais, dans aucun auteur, on ne trouve de description qui puisse ressembler à l'épi-

démie du quinzième siècle, par son caractère alar-
mant et destructeur. Aussi ne voit-on ni traitement
particulier, ni spécifique contre ces maladies ; seulement des moyens généraux, observés avec beaucoup plus de soin que si le siége de l'affection
existait sur d'autres parties du corps, étaient alors
expressément recommandés. Cette recommandation
était une sorte de commandement, une exigence,
une loi, chez les Hébreux, même avant Moïse. Les
recherches les plus minutieuses prouvent que c'est
le peuple chez lequel il y a eu le plus d'exemples de
lésions, d'affections des parties génitales, et chez
lequel on retrouve le plus de symptômes analogues
à ceux qu'on observe aujourd'hui. On a vu, dans le
chapitre premier, quelle horreur on avait de la personne qui était déclarée impure, infectée de la *grosse
vérole*. Cette réprobation a existé chez tous les autres peuples, dans tous les siècles, mais à un moindre degré.

Dans le commencement de l'épidémie du quinzième
siècle, les esprits étaient tellement frappés de terreur
par la mort prompte, douloureuse et horrible du plus
grand nombre de ceux qui étaient atteints de cette
maladie, et les moyens curatifs étaient eux-mêmes si
insuffisans, que pendant long-tems on n'a opposé
contre ce fléau qu'une passive résignation.

L'analogie qu'on croyait reconnaître entre cette
maladie et la lèpre, et l'emploi du mercure dont on se
servit avec quelque succès, pour combattre cette der-

nière, suggérèrent l'idée de l'administrer contre la nouvelle épidémie. Il fut donné sous diverses formes et d'après les préparations du tems, mais aussi avec toute l'irrégularité des procédés qui existaient, car la chimie n'était pas alors une science, mais bien un vrai chaos entre les mains des alchimistes, et si ce métal est quelquefois inefficace, aujourd'hui surtout qu'on connaît si bien ses propriétés et ses effets, je laisse à penser si les insuccès devaient être alors fréquens. Pour y remédier, on imagina un nombre infini de moyens : chacun avait sa recette.

Les bois sudorifiques furent d'abord proposés, alternativement avec le mercure, ou pour le remplacer. Leur emploi fut même dans un tems tellement général, qu'on faisait des vases de bois de gayac, dans lesquels buvaient les malades ; on était persuadé que de l'eau simple, qui restait vingt-quatre heures dans ces vases, avait d'infaillibles propriétés sudorifiques. Ces substances devaient éprouver le sort des médicamens proposés comme devant être administrés indistinctement dans tous les cas ; bons, très-avantageux, dans quelques-uns, ils échouaient dans beaucoup d'autres. On les abandonna en partie pour en chercher de nouveaux. Aussitôt qu'un procédé et qu'une plante paraissaient réussir, ils étaient immédiatement prônés, mais presque aussitôt rejetés. Ainsi, en voulant trouver un moyen exclusif, on abandonnait un remède qui ne pouvait avoir une action générale, sans tenir compte des cas où il pouvait réussir. Cette manie de vouloir trouver une panacée anti-syphilitique faisait qu'on était constamment dans le vague, dans l'incertitude, et qu'il n'y avait aucun traitement rationnel. Un auteur a même été jusqu'à avancer que cette maladie pouvait être traitée *par la faim :* il ne donnait presque rien intérieurement, affaiblissait considérablement les malades par une inanition prolongée, et parvenait souvent à diminuer beaucoup la violence des symptômes; mais on pense bien qu'il ne remédiait pas au mal, qu'il n'attaquait pas le virus, et que la réapparition de la maladie a bientôt forcé d'abandonner cette singulière pratique.

Une autre méthode, qui a fait beaucoup de mal, est celle dite par salivation; elle était on ne peut plus dégoûtante, douloureuse et nuisible, dans les hôpitaux surtout. Il n'y a pas long-tems encore que les malades étaient couchés dans des draps gras et infects, noircis par l'onguent mercuriel avec lequel on les frictionnait jusqu'à ce qu'il y eût une certaine quantité de mercure introduite dans le corps, pour irriter, enflammer les glandes salivaires : le résultat était une excessive salivation découlant constamment de la bouche des patiens, dont quelques-uns rendaient jusqu'à deux litres de salive par jour : il y avait grande difficulté de parler, il se déterminait une forte inflammation de la langue et de tous les tissus adjacens, ainsi qu'une forte fièvre. Il y avait impossibilité de manger ; le malade, après ce traitement , avait encore à souffrir plusieurs mois de convalescence , et la certitude d'avoir , par ce procédé, abrégé sa vie de plusieurs années ; ce qui lui était naturellement démontré par l'affaiblissement considérable de ses facultés , et par le délabrement total de sa constitution.

Le traitement suivi dans les hôpitaux a toujours été affreux , barbare , jusqu'en 1787 , dans le cours du dix-septième siècle, ainsi que dans la plus grande partie du dix-huitième. Les malades étaient relégués à Bicêtre, dans plusieurs salles qu'on leur avait abandonnées : elles étaient petites , très-peu aérées, et la plupart des croisées ayant été murées, elles ressemblaient à de vrais cachots ; les murs étaient couverts de toute sorte de malpropretés. En 1786 , feu Cullerier trouva les carreaux totalement disparus , et recouverts par des ordures qui , selon lui , dataient au moins *d'un siècle*. Ces salles, ou plutôt ces sépulcres, n'étaient destinées que pour cent malades, cinquante hommes et cinquante femmes ; la piété et la pitié de ceux qui se portaient bien n'allaient pas au-delà de ce nombre , et comme il n'y avait qu'un lit pour *huit malades* , la moitié de ces malheureux s'en emparaient pendant douze heures , les quatre autres gisaient à terre en attendant que leur tour fût venu. Cet excès de soins et de propreté en faisait mourir un sur deux, et malgré cela , le nombre des malades était si élevé et les symptômes si horribles, que c'était cependant encore un bonheur d'être admis dans ce tombeau.

A l'époque où ces malades n'avaient que Bicêtre pour être soignés, les demandes d'entrée étaient cinq fois plus nombreuses que les admissions ; les malades qui imploraient cette charité ne formaient pas encore le quart de ceux qui avaient besoin de secours, et, parmi ces derniers, la moitié même, en échappant à la mort, restaient estropiés ou horriblement défigurés. Je ne parle pas des remèdes qu'on employait, car leur vertu, leur qualité et leur mode d'administration, ressemblaient au genre de compassion, à l'humanité qu'on avait pour ces malheureux ; j'en donnerai une idée en disant qu'un chirurgien, nommé Coulomb, chargé de ces secours, avait estimé à six sous les dépenses nécessaires pour une guérison complète.

Aujourd'hui il y a autant d'incohérence, et plus peut-être encore, dans l'administration d'un mode de traitement que dans les deux ou trois siècles qui ont précédé, mais la raison en est bien différente.

Dans le commencement de l'invasion, la marche active du mal lui faisait conserver un caractère constant, unique ; maintenant, cette maladie est la cause directe ou indirecte d'une foule d'autres. Elle dégénère, elle prend une autre forme avec une facilité surprenante, et si l'on ne tient pas compte de cette propriété de transformation, il en résulte le plus ordinairement des affections d'abord légères, ensuite graves et funestes. La syphilis, en effet, ne paraît souvent que peu de chose, car, sur dix cas pris au hasard, huit peuvent aisément guérir sans mercure; dans ce nombre, quatre disparaissent très-bien par des sudorifiques ou autres médicamens aidés d'un régime ; et les quatre autres cèdent à des moyens faciles, à de simples tisanes. De cette bénignité ordinaire des symptômes, on a pu concevoir des doutes sur le plus grand nombre de cas existans. C'est ainsi qu'on a commencé à éliminer tous les écoulemens simples du canal de l'urètre, et ensuite les balanites (écoulemens dont le siége existe dans les glandes sébacées qui se trouvent dans la peau qui forme la surface du gland et la face interne du prépuce). Depuis quelques années, on commence à mettre en doute le caractère vénérien de beaucoup de chancres : il résulte de cette manière d'envisager le mal, et de la propriété qu'ont plusieurs applications topiques de faire disparaître facilement les symptômes extérieurs, que la syphilis, pour ces cas, paraît ne plus exister; mais le virus n'est que refoulé à l'intérieur, il altère ainsi lentement, mais avec une efficacité trop réelle, l'organisation vitale, et influe ainsi sur tous le système du corps en général : heureusement que ces théories se refusent à la pratique même de ces zélés sectateurs de la médecine physiologique, qui ont une foi robuste et aveugle pour tout ce qui émane du maître.

Les bases sur lesquelles les anti-virumanes ap-

puient leur système se ressentent, il faut bien le dire,
de cette croyance trop facile qui les caractérise ; car
ils ont été trompés sur la plupart des observations
qu'ils donnent pour preuve de leurs raisonnemens,
ils ont été induits en erreur par les malades mêmes,
qui ne prenaient pas ce que les médecins prescrivaient, et par d'autres qui faisaient venir du dehors
leurs médicamens ; ainsi, des malades, à qui ils
croyaient administrer du mercure, ne le prenaient
pas, et leurs symptômes s'aggravaient par le défaut
de médicamens : ils avançaient que c'était le mercure qui exaspérait cette affection, et d'autres
malades, qu'ils soumettaient au régime antiphlogistique simple, faisaient venir du dehors un traitement mercuriel qu'ils s'administraient eux-mêmes.
Ces messieurs attribuaient la guérison à leur méthode:
ils auraient dû se montrer un peu moins confians,
plus clairvoyans, avant de se prononcer et de faire
imprimer de semblables observations, basées sur des
erreurs aussi inconcevables. Je pourrais en fournir un
grand nombre de preuves prises dans ma pratique ;
mais, pour ôter toute idée de partialité, je préfère
donner ici connaissance de faits semblables tout
récens, ainsi que l'opinion d'un profond observateur, d'un de nos meilleurs praticiens, le docteur
Rognetta ; on verra par ces faits combien ces messieurs sont loin de la vérité.

Lettre du docteur Rognetta au docteur Troncin,
sous la date du 4 mars 1834 :

« Mon cher ami et confrère, vous me demandez quelle est mon opinion à l'égard de la nature de la syphilis, je vous le dirai franchement et en peu de mots.

» Je considère la syphilis comme une maladie spéciale, dépendant d'un virus *sui generis*, transmissible par contact du pus vérolique avec une surface abondante et guérissable *radicalement* par le mercure ; je dis *radicalement*, car les guérisons qu'on obtient des chancres, à l'aide des antiphlogistiques seuls, ne sont que *temporaires* ; la maladie reparaît constamment plus tard sous une forme *diathésique*.

» Personne plus que moi n'aime la vérité, personne plus que moi ne partage des sympathies pour la véritable médecine physiologique, et cependant je vous avoue que je ne peux pas me décider à suivre les idées des Broussaisiens sur le traitement de cette maladie. Ces messieurs prétendent : 1° que les seuls moyens antiphlogistiques suffisent pour guérir la syphilis ; 2° que les mercuriaux ne guérissent pas la vérole. Je crois, moi, qu'il y a du faux et de l'illusoire dans cette conviction, et voici comment :

» Des malades qui ont servi de base aux expériences thérapeutiques faites par les praticiens qui soutiennent cette doctrine, les uns ont suivi en cachette des traitemens différens de ceux que les médecins leur prescrivaient dans les hôpitaux ; les

autres n'ont été guéris que pour quelque tems
seulement : la maladie a récidivé plus tard. Voici
les preuves de ces deux assertions :

» J'ai dernièrement donné des soins à un capitaine
de cavalerie en congé (rue St-Lazare, n. 154),
pour une maladie autre que la syphilis. Ce militaire sortait du Val-de-Grâce, où il était resté
quatorze mois pour une affection au genou, suite
d'une chute de cheval, et pour une syphilis ancienne
ou constitutionnelle. Il y a été traité de cette dernière maladie uniquement par les antiphlogistiques :
eh bien ! ce militaire m'a assuré sur son honneur
que lui, conjointement à d'autres malades qui
étaient soumis à la même méthode de traitement,
se faisaient apporter du dehors des pilules de deuto-
chlorure de mercure qu'ils prenaient en cachette des
médecins de l'hôpital. Ce capitaine est sorti de
l'hôpital guéri de sa syphilis, et cependant le praticien qui l'a soigné a très-probablement inscrit sur
ses registres que ce malade, conjointement à d'autres qui se comportaient de la sorte, *avaient été
guéris par les antiphlogistiques.*

» Mais ce n'est pas tout : d'autres malades, affectés de la vérole, qu'on traitait dans le même hôpital, comparativement par les mercuriaux, ne prenaient pas du tout les médicamens qu'on leur pres-
crivait. Ils jetaient dans les latrines les pilules
mercurielles, afin de prolonger leur séjour à
l'hôpital. Les médecins, voyant la syphilis résister

opiniâtrement sur ces malades , *concluaient mal à propos que le mercure ne guérit pas la maladie vénérienne.*

» Voici un autre exemple de ce cas, dont je suis moi-même témoin :

» Un malade de l'Hôtel-Dieu , ayant des ulcères syphilitiques à la gorge , était , depuis deux mois , traité par M. Breschet , salle Ste-Agnès , par les pilules et les tisanes. Le mal se montrait stationnaire. Après cette époque on conçut quelques soupçons sur l'exactitude du malade dans l'exécution du traitement. Il finit par avouer qu'il n'avait jamais voulu prendre les pilules qu'on lui avait données , et qu'il les avait constamment jetées par une fenêtre.

» Je pourrais maintenant vous rapporter un grand nombre de cas de malades vérolés qui avaient été traités *uniquement* par les antiphlogistiques , et expédiés des hôpitaux comme guéris de leur syphilis primitive , et qui cependant sont plus tard entrés à l'Hôtel-Dieu avec tous les symptômes d'une vérole secondaire. Vous trouverez plusieurs cas de ce genre dans la *Revue Médicale de Paris* (numéro de septembre 1833) , que j'ai publiés sous le titre de *Syphilis dans les cas douteux* , et qui sont tous guéris par les pilules de deuto-chlorure de mercure, administrées d'après la méthode de M. Dupuytren.

» Je me résumerai donc en vous disant : 1° que, depuis longues années que je suis la pratique de M. Dupuytren, je n'ai jamais vu les mercuriaux, dans les mains de ce grand maître , manquer une seule fois le but de leur application contre la syphilis ; 2° que si quelquefois le mal ainsi traité a récidivé, c'est que le malade a trompé le médecin , ou bien que celui-ci n'a pas administré le remède en question avec assez de persévérance et de méthode; 3° que les antiphlogistiques ne guérissent pas radicalement de la vérole. »

Je n'ajoute pas un mot à cette lettre, qui est assez caractéristique.

Aujourd'hui, les médecins se partagent sur l'emploi des moyens propres à combattre cette maladie. Les uns , qui ont observé judicieusement , croient qu'il est impossible de guérir sans mercure ; d'autres repoussent sans exception l'usage de ce métal ; quelques-uns, par spéculation, prônent les sudorifiques, et profitent de l'effroi qu'ont pu occasioner quelques cas malheureux, où des préparations mercurielles ont été administrées sans discernement et par des mains inhabiles. L'aveuglement, l'entêtement et l'inexpérience ont presque autant nui que le mal luimême. Par opinion personnelle, par système, combien ne voit-on pas de médecins se refuser opiniâtrement à toute croyance autre que la leur , et combattre pour consacrer une erreur plutôt que de faire quelque recherche propre à les éclairer !

Le traitement de la maladie vénérienne demande peut-être plus que tout autre à être varié à l'infini :

il ne saurait y avoir de méthode fixe. Le même individu sera traité diversement à différentes époques de sa vie; ainsi, les médicamens seront plus ou moins actifs , selon qu'il sera plus ou moins malade, selon le climat, selon sa profession et ses habitudes. Ces différences dans le traitement sont indispensables de celles qu'exigent des symptômes plus ou moins aigus , plus ou moins compliqués.

Les différences de traitement doivent être grandes entre une jeune fille faible et grêle et une femme robuste. Elles doivent être minutieuses pour la femme enceinte , pour la nourrice. Que de circonspection ne doit-on pas avoir en traitant un enfant ! Quelle différence ne doit-on pas admettre s'il est allaité , ou s'il est complétement sevré ! Quels soins, non seulement par rapport à lui , mais aussi pour la nourrice, qui, la plupart du tems, est victime d'une maladie, dont, par un peu de conscience et d'humanité , on aurait pu la garantir ?

Ces modifications sont d'autant plus nécessaires, qu'on voit souvent, dans des maladies rebelles et de longue durée , certaines préparations , soit minérales , soit végétales , qui feront d'abord merveille, et qui ensuite semblent avoir épuisé toute leur action à un tel point , qu'on voit les symptômes qui disparaissent ou avaient déjà disparu se montrer de nouveau , quoique le même médicament soit continué et administré avec beaucoup de soin.

D'après toutes ces considérations, je laisse à

penser quel jugement on doit porter sur toutes ces méthodes, sur tous ces traitemens uniformes, appliqués comme une distribution , pour une réunion de syphilitiques. Comment espérer réussir avec le même médicament, constamment et indistinctement donné aux sept huitièmes des malades (1) ?

Cependant il arrive souvent à des routiniers de qualifier de charlatans, d'empiriques, ceux qui ne sont pas de leur avis , ceux qui cherchent à s'éclairer et à faire faire un pas de plus à la science. On voit pourtant qu'il ne peut y avoir de traitement uniforme ; qu'à chaque instant il doit être varié , modifié ; que la plupart des insuccès sont dus à ces masses exorbitantes de médicamens préparés sous forme de pilules, d'opiat, de mixture ou de rob... administrés à un grand nombre de malades, la dose seule devant varier. Certes , on ne prouvera pas que le même genre de médicament puisse être donné indistinctement au tempérament nerveux, lymphatique, d'une petite maîtresse et à un fort de la halle aux formes musculaires, herculéennes, et d'un tempé-

---

(1) L'observation suivante n'a pas besoin de commentaire. C...., âgée de dix-huit ans, entre à l'hôpital des vénériens. Cette fille était affectée de nombreuses végétations , avec ou sans pédoncules : elle fut excisée un nombre infini de fois ; elle employa, depuis son entrée jusqu'à sa sortie, qui eut lieu le 3o mai suivant , trois cents grammes d'onguent mercuriel. Malgré cette dose énorme, la malade ne guérit pas, et les médecins, cédant aux instances de cette jeune fille, et persuadés du reste de l'inutilité de leurs moyens , la laissèrent sortir de l'hôpital.

rament sanguin. Outre la différence qu'il doit y avoir dans les doses , on conçoit sans peine que ce qui convient à l'un ne saurait convenir à l'autre.

Une cause de nombreux insuccès est encore le mode qui consiste à n'administrer que des moyens peu compliqués , en se contentant d'une seule substance , en négligeant de combiner et de réunir l'action de diverses autres qui ont à peu près la même propriété. L'action n'est-elle pas plus énergique, de la réunion des quatre bois sudorifiques , que de l'emploi d'un seul, du gayac, par exemple , qui fatigue les organes digestifs , ou de la salsepareille , qui , même bien préparée, est nauséabonde ; la squinne , le sassafras , quoique inférieurs en propriété , n'en doivent pas moins être employés concurremment, en ce que ce dernier surtout est aromatique ; et si on y adjoint une substance légèrement tonique, il est de toute certitude que ce composé ne troublera pas les digestions, opérera mieux, et n'affaiblira pas le tempérament , comme une simple décoction, soit de gayac, soit de salsepareille ; mais un tel médicament, quoiqu'il soit composé de substances variées, devra encore être additionné d'un sel mercuriel ou d'antimoine, pour une maladie syphilitique un peu grave ; d'opium conjointement avec le mercure, pour les cas d'exostose ou de périostose ; de dépuratifs, tels que la gentiane, la patience, la bardane, le houblon , dans les cas de complication de dartres , ou même pour les éruptions cutanées syphilitiques ; de diurétiques végétaux ou minéraux, dans les blennorrhagies aiguës ou chroniques. Les antispasmodiques doivent y être associés, pour les cas de complications nerveuses ; les purgatifs balsamiques, comme dérivatifs, dans les cas d'urétrite chronique, ou de concentration du mal, soit à la gorge, soit au nez ; dans les affections cutanées, éruptives, à leur déclin particulièrement. Par cet aperçu, par cette série de substances que je viens d'indiquer superficiellement ; par l'idée rapide que j'ai présentée sur leur mode d'action réciproque, on peut conclure qu'il est impossible qu'un remède, quelle que soit sa composition, puisse être préparé convenablement pour être administré indistinctement à tout le monde. On conçoit de là les nombreux manques de guérison, et l'absurde prétention d'un remède, donné comme capable de guérir dans tous les cas indistinctement.

Traitement suivi par l'auteur.

Pour parvenir à posséder un remède efficace, j'admets comme base générale les bois sudorifiques, la squinne, le sassafras, la salsepareille, le gayac, les plantes dépuratives, telles que les racines de bardane, de gentiane, de patience, de saponaire, de tiges de douce amère, de fleurs de houblon ; des racines toniques, aromatiques, d'aunée ou d'ache ; la lobélie syphilitique, la

fumeterre et la ciguë tachetée, en quantité propor-
tionnée. Une formule exécutée convenablement avec
ees diverses substances pourra servir de base,
d'abord à toutes sortes de préparations, pour tous
les tempéramens indistinctement ; mais elle devra
être additionnée, comme je l'ai dit plus haut, en
raison des divers tempéramens et des symptômes
existans. Ce médicament sera concentré, s'il est
pour un homme robuste ; il sera affaibli au besoin
pour une affection gastro-entérite chronique ; il sera
lié à diverses préparations d'iode pour les complications de scrophules, et même pour un tempérament lymphatique ; il sera uni à la teinture de
digitale dans une complication, soit anévrismale,
soit hydropique ; et à divers sels mercuriaux, le
cyanure de mercure, dans une complication, ou
dans une persévérance de symptômes syphilitiques, etc.

Ce médicament sera très-étendu d'eau, et non
additionné, dans les affections primitives et fortement inflammatoires : une cuillerée à bouche
de cette préparation, dans un verre d'eau, prise
six à huit fois par jour, sera l'équivalent d'une
tisane sudorifique, qui ne sera point irritante, ni
nauséabonde, et qui ne fatiguera pas les organes
digestifs comme les médicamens ordinaires ; on
doit recommander des bains généraux ou locaux
selon l'urgence ; une pommade adoucissante, telle
que du cérat, soit simple, soit légèrement saturé,

ou mélangé avec un peu d'onguent gris simple ,
recouvrira les ulcérations, afin de prévenir le
moindre frottement et le contact de l'air , qui ne
pourraient qu'irriter davantage. Une demi-diète et
du repos pendant quelques jours sont indispensables pour compléter le traitement de la période
des symptômes aigus, qui dure habituellement d'un
à trois septennaires.

Ce tems passé , il reste ordinairement peu de
chose ; quand tout n'est pas disparu alors, le
composé ci-dessus est pris à dose plus rapprochée,
et en plus grande quantité : c'est là le moment d'y
faire toutes les additions convenables ; on se relâ-
chera un peu du régime qui avait été prescrit ; on
vaquera aux occupations habituelles , et , bien
que tout signe de maladie ait disparu , on sera tenu
de continuer au moins cinq à six semaines le traitement.

Si les symptômes sont secondaires , et qu'il y ait
ulcération de la gorge , carie des os palatins et du
vomer, on adjoindra des sels mercuriaux ; on ai-
dera, au moyen de gargarismes composés d'un peu
de miel rosat et d'eau distillée aiguisée avec le
deuto-chlorure de mercure , ou mieux encore avec
un peu d'anti-psorosyphilide.

Dans les cas de balanites , une légère solution
d'acétate de plomb ou de deuto-chlorure de mercure
ou d'anti-psorosyphilide étendue dans huit fois son

volume d'eau, employée en injections faites , bien
entendu, entre le gland et le prépuce, fera promptement cesser cet écoulement ; mais si c'est une
abondante suppuration occasionée par de volumineux choux-fleurs situés dans cette partie, et qu'il y
ait complication de phimosis , des injections faites
avec une solution de chlorure d'oxide de sodium ,
amélioreront promptement l'inflammation et la suppuration ; la liqueur, à chaque injection , ressort
chargée de détritus , produit de la décomposition
des choux-fleurs. Le même moyen est employé pour
les ulcérations larges , profondes , sinueuses , résultat d'un volumineux bubon venu à suppuration , chez un sujet lymphatique ; cette solution
sera légèrement étendue d'eau , ou employée pure,
lorsque le fond de la plaie sera blanchâtre, comme
couenneux , ou couvert d'un pus légèrement coa-
gulé, ce qu'on nomme pourriture d'hôpital; dans ces
divers cas, le préservatif plus ou moins étendu d'eau
réussit à l'égal des remèdes indiqués d'autre part. Il
est bien entendu que les sinus seront ouverts , les
clapiers détruits , et les pansemens les plus méthodiques possible répétés plusieurs fois le jour.
Le rob , dans ce cas, doit être administré long-
tems : il sera additionné de mercure, de manière
toutefois à ne pas fatiguer , à ne pas dégoûter le
malade ; il doit être presque toujours tonique ,
afin de ne pas affaiblir : de tems à autre on le ren-

dra purgatif; ce genre d'altération des glandes lymphatiques est infiniment rare, très-grave, et mortel
lorsqu'il n'est pas soigné judicieusement.

Les douleurs syphilitiques les plus violentes,
les plus rebelles, cèdent facilement à l'emploi de
ce médicament simple et fortement additionné d'o-
pium et de deuto-chlorure de mercure : ces substances peuvent quelquefois s'administrer impunément, ainsi combinées, à la dose de deux à huit grains
par jour. La partie douloureuse doit être frictionnée,
soir et matin, avec l'anti-psorosyphilide pur, s'il
n'y a pas d'inflammation à la peau ; dans ce dernier cas, on arrose des cataplasmes émolliens avec
cette liqueur.

La maladie vénérienne, considérée ainsi dans ses
plus petites nuances par rapport à son traitement,
ne doit jamais résister au médecin ; il n'est pas de cas
incurable, si le malade suit exactement ses ordon-
nances ; si l'administration des médicamens est con-
tinuée convenablement, il ne doit jamais survenir
de symptômes secondaires.

Afin d'épargner au malade toute confusion, et de
donner au médecin une idée exacte de la maladie,
je vais décrire un aperçu des questions qu'il doit
adresser, lorsqu'il consulte par correspondance.
Ainsi, une personne infectée devra, dans sa consultation : 1° désigner le sexe et l'âge ; 2° le tempérament; 3° l'ancienneté de la maladie ; 4° les symptômes existans et ceux qui ont disparu ; 5° les trai-

temens qu'on a pu subir ; 6° les maladies qu'on a pu avoir, et qui ont pu altérer la constitution ou compliquer la syphilis existante ; 7° désigner le genre d'occupation ; 8° les localités plus ou moins salubres qu'on peut habiter.

CHAPITRE VIII.

DE L'INDISPENSABILITÉ D'UN PRÉSERVATIF CONTRE LES MALADIES VÉNÉRIENNES. — EFFICACITÉ DE L'ANTI-PSOROSYPHILIDE , OU EAU PRÉSERVATIVE DU DOCTEUR TRONCIN. — AVANTAGES MORAUX RÉSULTANT DE SON EMPLOI.

Pendant les cinquante premières années de l'apparition de la maladie vénérienne , on s'est plus occupé de lui trouver un préservatif, que dans les deux siècles qui suivirent.

A cette première époque (c'est-à-dire lors de son apparition), on ne rougissait pas d'avoir la vérole : c'était un malheur qui pouvait arriver indistinctement à tous, par la raison que la cohabitation paraissait être le moindre moyen de propagation, et qu'on était généralement convaincu qu'elle se transmettait facilement par l'air et par le plus léger contact ; c'est ce qui explique comment de dignes prélats, de vertueux princes, voire même des papes , déplorèrent le malheur qui les atteignait. Si , dans les siècles suivans, l'étude de la maladie vénérienne a fait peu de progrès, et si on n'a proposé aucun préservatif, la raison en est que la honte vint à s'attacher aux vénériens : une sainte réprobation les faisait alors fuir de tous ; on les séquestrait; on leur infligeait le martyre avant l'enfer , où ils devaient indubitablement aller (1).

Il est de fait qu'un nombre incalculable de ces malheureux , presque certains de leur mort, fuyant le traitement et la correction qui devaient leur être infligés , préféraient mourir rongés par d'horribles ulcères, et souvent on voyait une ou plusieurs parties de leurs membres frappées de mort avant qu'ils expirassent.

Dans le dix-septième siècle , le médecin n'osait avouer qu'il soignait des maladies vénériennes ; il se croyait même obligé de sermonner son malade. Si cette maladie a causé tant de maux , c'est que les médecins eux-mêmes l'abandonnaient à une foule de personnes étrangères à l'art de guérir. L'infamie attachée à cette maladie n'existe plus aujourd'hui ; on dit simplement : *j'ai attrapé une galanterie*, ou *j'ai été trompé*.

On trouvera bien encore quelques moralistes sévères, dignes apôtres de la charité du bon vieux tems, qui se récrieront, et m'objecteront que la sécurité donnée par un préservatif ne peut qu'occasioner des déréglemens sans nombre ; qu'il n'y aura plus

---

(1) A une époque plus rapprochée de nous, sous Louis XIV, d'après un arrêté de l'administration des hôpitaux , les vénériens étaient préparés au traitement par une fustigation administrée très-rigoureusement aux hommes et aux femmes indistinctement , et, lorsque leur constitution pouvait résister à la maladie et au médecin, ils recevaient encore une semblable correction à leur sortie.

de retenue. Ces objections m'ont été faites encore par un de nos meilleurs médecins, haut placé par son mérite : il m'a même avoué franchement que jamais je n'aurais son assentiment pour soutenir le développement de mes idées, tout en reconnaissant la possibilité, la validité de ce que j'avançais. Certes, je suis bien loin de rougir de m'être occupé spécialement de cette maladie. Détruire la syphilis a été constamment le but de tous mes efforts. Mes veilles étaient consacrées à mûrir ce projet, et je m'avance aujourd'hui avec la certitude qu'il a complètement réussi. Je ne parle pas pour un seul cas, pour des faits isolés ; je parle *généralement*. Je ferai observer à mes antagonistes, si scrupuleux, si moraux, qu'en admettant même leur manière de voir, il est beaucoup plus convenable de savoir se préserver. N'y a-t-il pas en effet des exigences de tempérament ? N'existe-t-il pas des constitutions plus ou moins ardentes, pour lesquelles naît un désir irrésistible qui oblige de satisfaire impérieusement aux besoins et aux vœux de la nature, chez l'homme particulièrement, quelque vertueux qu'on puisse le supposer ? Ne le voit-on pas quelquefois oublier qu'un jour il sera père? ne le voit-on pas, poussé par la force irrésistible de son tempérament, mais retenu par la crainte d'empoisonner ses jours par un mal horrible, hideux, se glisser comme un serpent au sein d'une famille, ravir une fille à sa mère, la vertu ? Les obstacles qui irritent, exaltent ses

désirs ne le forcent-ils pas à être faux, hypocrite ?
Ne devient-il pas enfin criminel par ses promesses
mensongères , ses séductions ? Et quelquefois n'ar-
rive-t-il pas au dernier degré d'infamie, en versant
l'or dans des mains viles, qui le reçoivent pour prix
de leur déshonneur ? Ainsi donc, au lieu de s'exposer dans une de nos maisons de prostitution , il
préférera séduire une femme ou une fille qui, sans
lui, seraient restées dans le cercle de leurs devoirs ;
il aimera mieux être en parfaite sécurité que d'aller
dans des lieux qu'on méprise trop , dont on ne reconnaît pas assez l'importance, par rapport à la morale publique ; lieux qui ont été, dans tous les tems,
approuvés et reconnus indispensables par les législateurs , et desquels on ne s'est occupé de tout tems
que pour les comprimer, les démoraliser, et avilir
encore plus , s'il se peut, les êtres qui les compo-
sent. Si ces lieux ont été quelquefois fermés , ce ne
fut toujours que par une fausse mesure de police ;
car bientôt on reconnaissait la nécessité de les faire
rouvrir.

Ce qu'il fallait voir, c'est qu'on entretient dans
cette classe , qu'on qualifiera comme on le voudra,
le germe destructeur qui nous dévore depuis des
siècles ; que c'est en l'abandonnant, en la vouant
au mépris, qu'on a perpétué et qu'on propage
encore ce fléau. Hommes rigides , n'est-ce pas
plutôt un reste de dépit, de vengeance, d'y avoir
succombé vous-mêmes, qui vous rend si fron-

deurs, et qui vous arme de cette sévère réprobation?

L'autorité n'a-t-elle pas à se faire le reproche d'infliger à celles qui habitent ces lieux l'obligation d'avoir, ou tout au moins d'être susceptibles d'avoir tous les vices possibles? Les tribunaux ne prouvent-ils pas qu'on peut y trouver la culpabilité et l'application de tous les articles du Code pénal? Et cependant, malgré leur dégradation et leur avilissement, la compassion, le bon cœur et la bienfaisance de ces femmes sont passés en proverbe.

Le plus grand nombre, obligé de reconnaître son état abject, se console en disant avec une espèce de fierté : « Oui, je suis *fille;* mais je suis *honnête.* » Elles ont donc encore des principes, des vertus sociales, bien qu'elles reconnaissent l'infamie de leur qualification? Des actes de dévouement, la bonne conduite de la plupart de celles qui sont rentrées dans le monde, ne prouvent-ils pas qu'au lieu de les blâmer et de les réprouver, nous devrions plutôt bien autrement nous reprocher la barbarie de notre abandon, qui nous fait centraliser ainsi toutes les imperfections morales et les plus horribles défauts de l'espèce humaine. Les Grecs et les Romains considéraient bien différemment leurs courtisanes. Celles-ci, il est vrai, ne fréquentaient pas les femmes honnêtes ; mais les rapports que les hommes pouvaient avoir avec elles ne se désavouaient pas ; au contraire, on voyait souvent les premiers de l'état rechercher leurs entretiens , et fréquemment on a vu des réunions de courtisanes influencer des princes , des chefs de républiques , et, par leur sagacité , leurs talens et leur esprit , modifier, rehausser les mœurs , et stigmatiser du sceau de la honte ceux qui s'abandonnaient à des goûts dépravés. Une courtisane était d'ordinaire fort instruite , et, par cette instruction, loin de démoraliser ceux qui la fréquentaient , elle élevait leurs pensées , leur donnait des leçons , non de ce que nous appelons sagesse, mais de saine philosophie , et les ramenait à la pratique des vertus civiques (1).

La séduisante Ninon de Lenclos , qui a brillé

(1) Le fondateur du fameux tribunal l'Aréopage , le réformateur de toutes les lois athéniennes , celui qui voulait qu'on punît de mort la femme adultère dans le moment de sa culpabilité, qui punissait également de mort son complice, et celui même qui aurait pu faciliter sa débauche, qui excluait de tout emploi, et qui privait de tous ses droits civiques le citoyen convaincu de dépravation morale ou d'excès de libertinage ; Solon, enfin, était tellement convaincu de l'utilité des courtisanes, qu'il éleva , le premier, un temple à *Vénus-Populaire*, qu'il y institua des règles et des pratiques religieuses : celui qui se présentait faisait une offrande à la déesse , et ensuite choisissait une femme parmi celles qui étaient vouées à son culte.

Dans beaucoup de villes grecques, les prêtresses de Vénus étaient des courtisanes. Caton-le-Censeur ne craignait pas d'assister au jeux de Flore : dans cette fête, instituée en l'honneur de Flora , fameuse courtisane , on voyait celles qui se vouaient au culte de Vénus, toutes nues, ornées seulement de fleurs, disputer le prix de la danse et d'autres exercices ; ensuite elles parcouraient les rues, au son d'une musique érotique ,affectant des postures lascives et voluptueuses.

parmi nous d'un si vif éclat, n'eût été pour ce tems et ces peuples si pleins d'imagination qu'une courtisane ordinaire ; et cependant quel mal l'envie ou la sottise oseraient-elles reprocher à cette femme célèbre ? N'était-elle pas libre ? Ne réunissait-elle pas dans son intimité toutes les illustrations contemporaines ? Les plus grands talens de l'époque ne formaient-ils pas le cercle de ses brillantes soirées ? Molière y lisait son *Tartufe*, et soumettait à son jugement profond et à son goût délicat ses brillantes productions et les chefs-d'œuvre qui font encore l'admiration de nos jours. Où était le mal de fréquenter une telle femme, qui rappelait à ses devoirs celui qu'elle présumait s'en écarter ?

Croit-on que plusieurs sociétés de femmes de ce genre nuiraient à nos mœurs ?

Si, comme les anciens Grecs, avec lesquels on nous compare tant, nous ne savons pas rétablir dans nos mœurs le culte de la beauté, en élevant ses prêtresses jusqu'à la hauteur où se plaçaient ces courtisanes de l'antiquité, dont quelques-unes ont régi des états, du moins changeons de manière de voir dans le plus bas étage de nos sociétés modernes... Modifions, dans un but de salubrité publique, les réglemens des maisons de filles de joie ; occupons-nous spécialement de les rendre saines, afin qu'on ne trouve plus une cause de mort dans un simple écart sensuel. Empêchons la contagion, tant de la part de l'homme que de celle de la femme : alors on ne pourra plus puiser la destruction dans un moment d'aberration des sens.

Comment aujourd'hui ne maudirait-on pas tous ces lieux de prostitution, quand, par un simple rapprochement, vous prenez le germe d'un poison qui détruit votre santé, supprime une partie de votre existence, vous rend vieux avant l'âge, vous accable d'infirmités, et souvent vous laisse en proie aux remords les plus cuisans, pour avoir accablé de maux cruels, non seulement votre compagne, mais quelquefois encore vos enfans ? Si l'on savait combien ces faits sont nombreux et constans, on en serait bien autrement effrayé.

Ne doit-on pas appeler l'attention du gouvernement sur des considérations si graves, et sur un point si important pour la santé et la morale publiques ? Ne doit-on pas lui montrer l'effet funeste qui résulte du mode vicieux qu'on a l'habitude de suivre depuis des siècles pour régir les maisons de filles publiques ? Qu'on détruise la maladie vénérienne chez ces femmes (1), et avant peu, sans ces-

---

(1) Dans un traité moderne, qui aurait pu devenir, sans aucun doute, le meilleur que nous possédons, si l'auteur (M. Devergie) n'avait écrit sous une influence systématique aussi exclusive, on trouve l'observation suivante, qui fait voir quel degré de confiance, quelle certitude, on a de la guérison des femmes qui sortent des hôpitaux.

« Deux jeunes étudians en médecine, employés à l'hôpital des vénériens de Paris, ayant reçu leur commission pour l'armée, voulurent, dans un banquet, faire leurs adieux à la capitale et à ses plaisirs, qui souvent ne sont pas exempts d'amertume. De nombreuses libations à Bacchus

ser entièrement dans le monde, elle deviendra du moins infiniment rare, si elle ne finit par disparaître entièrement.

Telle n'est cependant pas encore la manière de voir de la plupart de ceux qui sont à portée d'opérer un aussi grand bienfait; ils prétendent, au contraire, que son existence nous est encore indispensable. Cette opinion surannée, tant qu'elle n'est que personnelle ou émise verbalement, ne mérite qu'un sentiment de pitié pour son auteur; mais, lorsqu'elle est écrite et délayée très-longuement comme dans l'ouvrage intitulé *de la Prostitution dans Paris*, que vient de publier un membre du comité de salubrité (Parent Duchatelet), cette opinion alors rentre dans le domaine public, et peut être discutée et combattue librement. C'est à la réfuter que je vais consacrer quelques pages; tous mes argumens seront pris dans les faits mêmes donnés par cet adversaire de la santé publique. Je dis adversaire de

---

allumèrent en eux le désir de sacrifier à une autre divinité dont le culte n'est pas moins doux. Ils parvinrent à introduire furtivement dans leur chambre une fille traitée à l'hôpital pour des chancres, et qui, *jugée guérie radicalement*, avait obtenu sa sortie pour le lendemain. Il y eut des excès de commis. Pendant plusieurs heures, nos jeunes chirurgiens se livrèrent au plaisir avec d'autant moins de ménagemens, qu'ils se croyaient *à l'abri de la contagion;* mais quel ne fut pas leur étonnement quand, huit ou dix jours après, tous deux s'aperçurent, en arrivant à leur destination, qu'ils étaient les premiers malades dont ils devaient s'occuper! L'un était atteint d'un catarrhe urétral (blennorrhagie), l'autre d'ulcérations autour du gland.»

la santé publique, et ce n'est pas trop : en effet, comment qualifier autrement un médecin qui vient avancer, d'accord avec moi, ainsi que je l'ai dit dans ma première édition, et répété dans la seconde, que la syphilis est le fléau le plus destructeur qui accable l'espèce humaine, qu'il n'en est pas de plus grave et de plus dangereux à redouter ? « La peste, » dit-il, et en général toutes les épidémies, nous » effraient parce que nous n'y sommes pas accoutu- » més ; parce qu'elles frappent à la fois un grand » nombre de victimes ; parce qu'elles se jouent des » moyens qu'on leur oppose et des remèdes avec » lesquels on cherche à les combattre : mais toutes » ces pestes sont passagères ; les vides qu'elles » laissent dans les populations sont à peine sensi- » bles ; de longs intervalles séparent le plus ordi- » nairement les momens de leurs apparitions, et les » coups qui frappent quelques-unes tombent sou- » vent de préférence sur les vieillards, les infir- » mes et ces êtres débiles, inutiles à la société, » et qui, dans tout état de choses, ne sauraient » long-tems prolonger leur carrière.

» La syphilis est chez nous, elle est chez nos » voisins, elle est dans l'univers ; elle ne tue » pas immédiatement, il est vrai, comme beau- » coup d'autres maladies ; mais cela n'empêche pas que le nombre de ses victimes ne soit im- » mense. Ses ravages n'ont pas d'interruption ; elle » frappe de préférence cette partie de la population

» qui, par son âge, fait la force aussi bien que
» la richesse des états. La syphilis vient énerver
» cette population au moment même de son exis-
» tence où, par les lois de la nature, elle se
» trouve en état de procréer des êtres vigoureux ;
» et, si elle ne rend pas cette population stérile, les
» malheureux qui en proviennent forment une
» race abâtardie, aussi impropre aux fonctions
» civiles qu'au service militaire, et qui en défini-
» tive est un fardeau pour la société. Enfin l'in-
» nocence et la vertu la plus pure ne sont pas, dans
» nos sociétés modernes, à l'abri de ses atteintes :
» que de nourrices mercenaires, que d'épouses ver-
» tueuses, que d'enfans à la mamelle, n'en sont pas
» tous les ans cruellement attaqués ! »

Ce même auteur avoue, tome 1er, page 188, que, parmi les femmes qui se livrent à nos soldats, sur douze, *on en a presque toujours trouvé dix de malades*, et, page 241, que, sur les enfans mis au monde par les filles publiques, soit en prison, soit à l'hôpital, la moitié meurt presque de suite, et l'autre moitié dans le cours de la première année.

Je laisse la qualification qu'on voudra accorder à tout homme qui ose soutenir, comme M. Duchatelet a osé l'imprimer en 1836, dans son chapitre 24, page 525, qu'il faut en administration établir une grande différence entre les moyens curatifs et des moyens préservateurs que réprouve la morale ; et, plus bas, qu'il est du devoir de l'administration de respecter cette *morale*, de la protéger, et par conséquent de ne rien faire qui puisse lui porter atteinte; qu'elle lui doit sa protection *plus encore qu'à la santé publique*; et, page 528, il dit : « Chargée de » réprimer tout ce qui serait contraire à la morale » et à la santé publique, l'administration doit, *sui-* » *vant moi*, plus de forme à la morale qu'à la santé, » et, s'il lui fallait nécessairement négliger l'une » au détriment de l'autre, je lui conseillerais d'a- » bandonner celle-ci, pour ne s'occuper que de » la première; » c'est-à-dire de sacrifier la santé publique ou des milliers d'individus à ce qu'il appelle *sa morale*.

Je conçois qu'en écrivant ces lignes l'auteur de *la Prostitution* n'ait pas craint de mériter, d'attirer sur lui la malédiction des malades syphilitiques qui pourront le lire ; car il est bien prouvé que tous les maux et tous les ravages de la maladie vénérienne n'étaient pour lui que d'une importance secondaire.

Mais ce que je ne conçois pas, c'est que Parent Duchâtelet n'ait pas craint d'assumer sur sa tête, sur sa mémoire, l'animadversion de tout ce qui porte un cœur honnête, de tout vrai philanthrope, de tous les bienfaiteurs, de tous les vrais amis de l'humanité, en dédaignant ainsi, en foulant aux pieds tant de maux, tant de douleurs ; en s'opposant à la destruction d'un fléau pire que toutes les pestes, ainsi qu'il le dit lui-même ; et cela, dans le but de protéger et de conserver intacte ce qu'il appelle *la morale publique*.

Cet ouvrage contient une foule de préjugés et d'hérésies médicales qui sont le résultat indispensable d'un servilisme, d'un moutonisme administratif rares chez un médecin, dont les idées doivent être libres et indépendantes. Quelle foi veut-il qu'on ait de ses assertions, dans ses éloges, quand il se croit obligé de louer toute administration ancienne, présente ou future, car selon lui, elles sont toujours parfaites ?

L'ouvrage de *la Prostitution dans Paris* ne sera bon à consulter que dans un siècle ; alors on ne sera plus à portée de vérifier l'exactitude des chiffres.

Je m'étendrais davantage sur la réfutation de cet ouvrage si on avait paru y attacher une importance quelconque.

La syphilis doit cesser d'exister comme contagion à dater de nos jours. Le moyen à employer est simple : c'est d'exiger de chaque fille publique, toutes les fois qu'elle aura un rapprochement, de se lotionner et de faire une légère injection, avant et après l'acte de la génération, avec la liqueur préservative que je propose.

Il importe cependant d'observer qu'on doit bien tenir compte d'un fait singulier et remarquable : c'est l'extrême difficulté qu'on éprouve chez un très-grand nombre de filles publiques à leur faire employer des soins de propreté même ordinaire : elles sont pour cela d'une négligence inconcevable, à laquelle les *dames de maisons* seules peuvent remédier ; et pourtant, au moyen de cette simple précaution, non seulement la femme ne sera plus susceptible de donner ni de contracter de mal, mais, en même tems, elle détruira par des lotions réitérées, tout germe de virus, tout symptôme, quel qu'il soit, qu'elle pourrait avoir avant de s'en servir ; ainsi, tout à la fois, elle se garantira et elle se purifiera.

J'ai offert au gouvernement, non de faire des expériences, mais de détruire tout germe de syphilis dans tel nombre de *maisons* qu'on aurait jugé convenable de m'indiquer; je l'ai offert gratuitement, à mes frais, faisant observer que je ne voulais pas même la rétribution de la valeur de *l'antidote syphilitique* ; et, pour prouver ce que j'avance, je proposais d'appliquer mes moyens de salubrité dans les maisons qui sont ordinairement les plus infectées, celles où la maladie vénérienne est habituelle, endémique, celles enfin qui méritent à plus d'un titre cette triste réputation.

J'ai fait observer que je soumettrais l'action de mon préservatif à tel genre d'épreuve qu'on exigerait, tout le tems qu'on voudrait, pendant lequel je reponds que de toutes les femmes qui l'emploieront tel que je l'indiquerai, aucune n'aurait contracté du mal, et qu'il en serait de même des hommes qui auraient eu des rapports avec elles. J'y mettais pour condition seulement qu'on emploierait mon préservatif tel qu'il doit être composé ; qu'il n'y aurait rien à prendre intérieurement ; que le tout consistait en de simples moyens de propreté, faciles et très-agréables à employer, et sans jamais produire aucun effet nuisible. Je demande ce qu'on peut désirer de plus simple pour parvenir à un but si utile, à un résultat aussi important.

Je dois à la vérité de dire que j'ai trouvé moins d'opposition de la part de l'autorité que de mes confrères chargés du service sanitaire, pour la propagation de mes idées philanthropiques. Je dois ajouter encore que M. Gisquet, sans m'autoriser d'une manière tacite, me tolérait au point de me laisser accompagner par deux officiers de paix, chargés de la surveillance de cette partie du service sanitaire. En compagnie de ces messieurs, je me suis présenté dans un grand nombre de maisons publiques : partout j'ai fait employer mon préservatif ; aucune plainte n'a été portée ; partout on en a éprouvé les effets salutaires, et beaucoup de femmes affectées de divers symptômes primitifs ou secondaires plus ou moins apparens, plus ou moins anciens, ainsi que celles accablées d'écoulemens blennorrhagiques très-abondans, en ont été débarrassées comme par enchantement.

Pour éviter une triste polémique, qui dévoilerait des pensées peu généreuses et des faits peu édifians de la part de mes opposans, je me tairai sur toutes les difficultés que j'ai eues à vaincre, sur la ténacité de mes adversaires et sur les dégoûts qu'il m'a fallu surmonter *pour vouloir être utile* : mais je déclare ici que rien ne m'arrêtera, que ma persévérance sera au moins égale à tous les obstacles qu'on pourra me susciter, décidé comme je suis à combattre quiconque voudra bien entrer en lice.

Un médecin du conseil de salubrité disait, lorsqu'on fit un rapport sur cette même *proposition faite par moi en* 1829 : « **Si**, dans un tems déterminé, on a l'habitude d'envoyer, terme moyen, vingt femmes à l'hôpital, et que notre confrère échoue deux ou trois fois, qu'ainsi ce nombre vingt se trouve réduit à deux ou trois, il n'en aura pas moins rendu un grand service à l'humanité... » Eh bien ! je ne veux pas d'exception, j'ose assurer que mon préservatif ne manquera jamais son effet. S'il est employé avec toutes les conditions que j'impose, et si mes conseils sont ponctuellement suivis, je réussirai complètement. Une telle confiance, acquise par des expériences longues et consciencieuses, mérite, je crois, une tout autre considération que la crainte exagérée d'un prétendu débordement de mœurs, annoncé comme infaillible par nos trop prudens moralistes.

Je le répète, j'affirme que ces lotions, par leur vertu destructive du virus syphilitique, ont la propriété, lorsqu'elles sont faites régulièrement, de neutraliser jusqu'au dernier germe de syphilis qui pourrait exister dans l'économie, et par suite de détruire à la longue tout principe morbifique de nature dartreuse et psorique.

Je laisse à penser combien de maux, d'infirmités de moins cesseraient d'exister si l'emploi de cette simple précaution hygiénique était généralement observé. Déjà ce moyen bien connu dans Paris se propage dans toute la France avec une réalité qui dépase mes espérances, et dans beaucoup de provinces étrangères on me demande des renseignemens, des préceptes, pour faciliter sa propagation; et certes, ce n'est pas devant de semblables encouragemens que mon zèle se ralentira.

On s'étonnera peut-être qu'un pareil procédé n'ait pas été trouvé depuis long-tems, et cependant la plus simple réflexion devait amener sa découverte. La voici, et je défie les plus obstinés comme les plus jaloux de me réfuter. Puisque aujourd'hui il est incontestable que toute affection syphilitique, spécialement récente, peut se guérir radicalement quand elle serait même bien établie, qu'il est prouvé que nous possédons pour cela des moyens efficaces, certains, pourquoi n'emploierait-on pas ces mêmes moyens, *suffisans pour détruire des symptômes caractéristiques?* Pourquoi ne les emploierait-on pas aussitôt qu'on peut présumer devoir en être atteint? Certes, si nous avons la possibilité de guérir une maladie réelle, compliquée même, il doit être bien autrement facile d'éteindre, d'anéantir un simple germe qui n'a pas encore eu le tems d'agir ni de se développer. C'est dans cette pensée que j'ai dirigé mes recherches.

En compulsant tous les auteurs connus , on ne trouve rien de satisfaisant. Quelques-uns ont proposé une solution de sublimé , d'autres l'onguent gris, ceux-ci des huiles : ils croyaient qu'au moyen d'un corps gras , l'orifice des vaisseaux absorbans étant bouché , le virus ne pourrait être absorbé.

Le chlore a été également proposé comme certain, ainsi que beaucoup d'autres substances : tous n'ont réussi que très-incomplétement , en ce que, je pense, chacun d'eux , employé seul, perd de son action et de sa propriété en raison de leur altéraion , au bout d'un certain tems , de leur usage incommode et ennuyeux , mais particulièrement de ce qu'on se contentait d'une seule de ces substances, qui était alors regardée comme préservatif infaillible, et comme devant toujours réussir chez tous indistinctement, qualité qu'aucun médicament, sans exceptions, ne peut avoir. Mes expériences ont d'abord commencé sur chacune des substances qu'on avait déjà proposées ; mais j'ai acquis la certitude de ce que je viens de dire plus haut, que chacune d'elles ne pouvait avoir une action constante.

Je me suis ensuite occupé d'en trouver d'autres parmi les végétaux et parmi les minéraux. Mes recherches ont été infiniment nombreuses, longues, difficiles, et quelquefois dangereuses.

S'il fallait les retracer toutes, cet opuscule ne suffirait pas pour les faire connaître avec précision : je me contenterai de dire que tout médicament ayant une propriété, une vertu, que cette vertu n'étant jamais constante, il faut y suppléer en ajoutant à ce médicament d'autres substances qui puissent agir dans le cas où la première manquerait ; qu'on ne doit pas craindre d'en adjoindre un trop grand nombre ; qu'il faut seulement combiner la formule de manière à ce qu'une substance ne puisse pas en détruire une autre et rendre ainsi nulle l'action des deux.

J'ai mis tous mes soins pour combiner les divers moyens obtenus par mes recherches et ceux qui étaient déjà connus. Je me suis surtout occupé de composer une formule qui puisse être d'un emploi facile et général, jamais nuisible, et qui, au besoin, pourrait s'administrer intérieurement, dans des cas d'urgence, comme succédanée des traitemens internes déjà administrés.

Les préparations sous forme de lotions m'ont paru préférables à toutes autres ; un liquide est facilement absorbé : puis, en lotionnant parfaitement, même avec de l'eau simple, on peut enlever souvent une matière contagieuse, déposée à la surface de la peau.

J'ai dû d'autant plus m'arrêter à cette forme, qu'aucun médicament ne doit être administré intérieurement pour un semblable motif, chose à laquelle tout le monde, je pense, répugne assez généralement (1).

Ces lotions doivent être faites différemment chez l'homme et chez la femme.

Chez l'homme, immédiatement après l'acte de la génération, il expulse avec force l'urine qui peut se trouver dans la vessie; il doit cependant chercher à la retenir un instant entre le gland et le prépuce, en pinçant l'extrémité de ce dernier.

On lotionne ensuite le gland, et le prépuce spécialement, à plusieurs reprises, et on finit par mouiller tout le corps de la verge, un peu les bourses, les aines et les parties supérieures et internes des cuisses.

Après un commerce suspect, ces lotions doivent être réitérées pendant plusieurs jours, le matin en se levant, et le soir en se couchant : il faut avoir soin, quand on a fini, de ne pas trop essuyer les parties mouillées, surtout la verge.

Chez la femme, ces lotions demandent plus de soins : après avoir d'abord lotionné et ensuite expulsé l'urine de la vessie, elle doit faire deux ou trois légères injections avec une seringue dont la canule doit être en gomme élastique et percée *d'un seul trou à son extrémité.*

L'injection finie, elle doit faire d'amples ablu-

***

(1) La composition, le *modus faciendi* de l'antidote syphilitique est placée à la fin de ce chapitre.

tions sur toutes les parties génitales, aux régions supérieures et internes des cuisses, aux aines.

Par excès de prudence, l'un et l'autre doivent se gargariser avec cette eau, que je nomme aussi lotion dépurative : au moment même d'en faire usage pour injections, elle doit être étendue dans huit ou dix fois son volume d'eau pure, qui puisse dissoudre le savon.

Si ce préservatif est composé d'une manière aussi concentrée, c'est afin de rendre son transport plus commode ; car une très-faible quantité, suffisant pour se préserver une fois (une petite cuillère à bouche), pourra facilement s'introduire dans un petit flacon à odeur, et être porté constamment sur soi. Il ne doit jamais occasioner la moindre douleur, la moindre cuisson : quand cela arrive, c'est qu'il n'est pas assez étendu d'eau.

Son usage est infiniment agréable. Il n'est pas d'eau de toilette aussi saine et qui plaise autant ; mais sa préparation est extraordinairement longue et difficile. Elle exige des soins spéciaux, une grande habitude, aucune économie, et surtout une exactitude scrupuleuse dans le nombre et la quantité des substances. Pour ces raisons, je ne peux répondre de la composition de mon préservatif qu'autant qu'il aura été fait sous mon inspection et reconnu confectionné par moi. L'étiquette du pharmacien, en preuve du contrôle que j'y aurai apposé, portera, pour plus de sûreté, ma signature.

On conçoit sans peine que je ne saurais prendre

trop de précautions pour assurer le succès d'une entreprise aussi importante. Ces précautions sont d'autant plus indispensables, que la moindre négligence, le moindre oubli, peuvent rendre l'action du remède entièremeut nulle, et que la malveillance pourrait, indépendamment de sa mauvaise composition, l'altérer aussi au besoin.

Par la publication de ma formule, j'ai fait, comme je veux le faire encore, abnégation de mes veilles et de mes longs travaux, en négligeant mes intérêts particuliers pour le bien général ; bien loin de spéculer sur des avantages purement personnels, j'ai seulement voulu être utile. Je n'ai pas ambitionné d'autre récompense.

Cet opuscule est écrit sans passion et sous aucune influence d'une méthode exclusive. I! laisse bien à désirer, je ne l'ignore point ; il contient sans doute quelques imperfections même scientifiques. Je compte pour les faire disparaître sur les observations bienveillantes qui me seront adressées, disposé comme je le suis à corriger mes écrits lorsqu'une critique éclairée, impartiale, m'indiquera mes erreurs.

Comme il se pourrait que mes antagonistes prissent pour des personnalités quelques réflexions sévères répandues dans le cours de cet ouvrage, je m'empresse de me justifier d'une telle intention ; bien loin de moi la pensée de faire jamais à mes adversaires aucune application offensante ! Les personnalités sont toujours odieuses ; ce ne sont pas là les armes avec lesquelles j'ai l'habitude de combattre.

FORMULE

DE L'ANTI-PSOROSYPHILIDE,

ou

PRÉSERVATIF DU DOCTEUR TRONCIN

CONTRE LA MALADIE VÉNÉRIENNE,

PRÉPARÉ PAR PEIGNÉ,

PHARMACIEN, RUE MÉNILMONTANT, N° 26.

Dans cette préparation, il entre des plantes qui ont des propriétés extraordinaires et peu connues ; plusieurs d'entre elles cependant ont déjà été signalées à diverses époques, à cause de leurs effets surprenans. L'*alismaplantago* a été donnée il y a quelques années, et se trouve préconisée aujourd'hui dans les provinces les plus éclairées de la Russie, comme guérissant constamment l'hydrophobie. Les racines de cette plante marécageuse, au moment où elles sont arrachées, exhalent une odeur de chlore pur ; les tubercules conservent même long-tems cette odeur, et par leur division laissent découler un suc laiteux gommo-résineux.

La *ciguë aquatique* contient une huile essentielle qui possède une vertu dépurative à un très-haut degré. Le produit de sa distillation exige d'être cohobé, afin d'être employé pour la composition de l'*anti-psorosyphilide*.

L'*asclépias*, plante dont les vertus sont peu connues, est cependant très-énergique. Elle a une propriété hémostatique très-prononcée. Son eau distillée, prise à la dose de quelques cuillerées à bouche, arrête les hémorrhagies utérines et les hémoptysies qui jusque-là avaient résisté à une foule de moyens reconnus comme très-actifs.

L'eau hémostatique du chevalier Bellini ou Belloni, si connue à Naples et dans le royaume des Deux-Siciles, comme étant employée avec tant d'efficacité contre les fleurs blanches et contre toute hémorrhagie, excepté celle provenant des lésions des gros vaisseaux, n'est autre chose qu'une simple eau distillée d'asclépias.

L'efficacité de cette eau hémostatique a été reconnue, constatée, après nombre d'expériences, par plusieurs de nos meilleurs médecins en chef des services médicaux les plus importans de la capitale.

La *verveine* est tellement efficace dans une foule de circonstances, que les peuples de l'antiquité la regardaient avec une sorte de vénération et comme un présent des Dieux. Ils l'appelaient *herbe sacrée*.

Les autres substances sont plus ou moins connues, plus ou moins employées. Toutes exigent d'être en rapport ainsi qu'il suit : cet ordre est de rigueur.

Eau distillée de verveine. . . . . 1 litre.
— — de racines d'asclépias. . . . . 1 *id.*
— — de racines et de tubercules d'alisma-
       plantago. . . . . 1 *id.*
— — de ciguë aquatique : feuilles, fleurs,
       graines. . . . . 1 *id.*
— — de menthe poivrée en état de florai-
       son. . . . . 1 *id.*

Mêlez.

Faites passer, pendant une demi-heure, dans ces eaux distillées, un courant de chlore pur, au moyen de l'appareil de Woulff.

Dissolvez deuto-chlorure de mercure. . . 48 grains
Dans eau de Cologne. . . . . 1 litre.
Ajoutez essence de menthe poivrée. . . . 1/2 gros.
— — de bergamote. . . . . 1 gros.
— huile d'aspic fine. . . . . 2 gros.
Agitez fortement.
Ajoutez ensuite éther sulfurique. . . . . 2 gros.

Agitez de nouveau, et mêlez, toujours en agitant, avec la réunion des eaux distillées ci-dessus.

Cette eau, ainsi préparée, peut être considérée comme le meilleur des cosmétiques ; elle ne détruit nullement la sensibilité de la peau ; elle ne la ride jamais : son emploi donne une sensation de fraîcheur infiniment agréable. Elle n'est jamais nuisible. Elle est dépurative à un tel degré, qu'elle peut, étant employée seule, détruire les cas les plus invétérés. Dans les maladies récentes, employée en lotions et en frictions, elle ne manque jamais son effet.

———

CHAPITRE IX.

DÉFINITION ET DESCRIPTION SUCCINCTES DES SYMPTOMES SYPHILITIQUES.

Symptômes primitifs de cette maladie.

On appelle *urétrite*, blennorrhagie, chaude-pisse, un écoulement de mucosité plus ou moins abondant par le canal de l'urètre ; cet écoulement est quelquefois sans douleur, mais le plus ordinairement il est accompagné de prurit, de douleurs, de tension et souvent de courbure de la verge. L'écoulement est d'abord formé d'un peu de mucosité du canal, surtout en petite quantité, d'une couleur légèrement blanchâtre, quelquefois blanc opaque, mais le plus ordinairement blanc jaunâtre ; dans la période fortement aiguë de la maladie, il est d'un jaune verdâtre, d'une odeur forte, particulière à cette maladie *sui generis ;* les taches formées par cet écoulement sont constamment bordées d'un cercle un peu brunâtre à la circonférence.

Après deux ou trois semaines de traitement régulier, cet écoulement acquiert une consistance plus épaisse, redevient blanc ou blanc jaunâtre. Tels sont les caractères du plus grand nombre des urétrites ordinaires, considérées à tort par beaucoup de personnes comme un simple échauffement. Ce qu'on peut nommer échauffement ne doit jamais durer plus de dix à quinze jours, maximum. Lorsque l'inflammation est violente, la douleur est vive, poignante en urinant ; les urines coulent lentement, difficilement, autant par les efforts qu'on fait pour les retenir que par la diminution de capacité du canal. Cet état est accompagné la nuit d'érections qui font beaucoup souffrir ; le canal ayant par le fait de l'inflammation perdu son élasticité, la verge augmentant de volume, de longueur, est forcée de se courber. Les douleurs, dans ces momens, sont atroces ; souvent un point du canal se rompt, se déchire ; il en résulte constamment un écoulement de sang qui peut être considérable ; quelquefois la rupture du canal peut avoir lieu dans toute l'épaisseur de la membrane muqueuse. Cette crevasse, tenue ouverte par la tension de la verge, peut devenir fistuleuse, en ce que l'urine, le sang et la matière de l'écoulement s'y introduisent, irritent, enflamment et finissent quelquefois par altérer et détruire les tissus et souvent la partie de la peau correspondante, de manière à donner passage à l'urine et à la matière sécrétée.

Urétrite sub-aiguë, Chaude-pisse cordée.

Crevasse.

Fistule.

Dans un écoulement vénérien, il faut toujours porter un suspensoir, pour soutenir les bourses et garantir les testicules de toute percussion et du moindre froid. Si l'on manque à cette précaution,

Gonflement du testicule.

il peut arriver qu'un et même que les deux testicules s'enflamment ; ils peuvent devenir très-volumi-

neux, durs et excessivement douloureux. Cet état
exige huit jours de repos absolu, et laisse toujours
un point dur et engorgé, si le traitement n'est pas
très-sévère et très-rationnel.

Lorsqu'il arrive que la crevasse ne comprend pas

toute l'épaisseur du canal, la partie lésée, étant constamment irritée par l'écoulement vénérien, est
alors susceptible de s'ulcérer ; dans ce cas, il y a
dureté et douleur plus ou moins forte à l'endroit
directement affecté, ce qui se sent très-bien en palpant le canal dans toute son étendue.

Il peut exister aussi de petites ulcérations à l'entrée du canal : elles se caractérisent alors par une
rougeur plus vive et une destruction plus ou moins
grande de la muqueuse affectée. Ces ulcérations,
souvent méconnues, rendent les écoulemens longs,
interminables. J'en ai vu qui existaient depuis deux
et trois ans.

Une inflammation *vénérienne* légère, mal soignée, s'étant étendue dans toute la longueur et

dans toute l'épaisseur du canal, en diminue graduellement la capacité intérieure, et, si l'on n'y remédie, l'urine finit par ne passer qu'avec peine, en
petite quantité, avec épreinte, et souvent goutte à
goutte. Quelquefois il y a presque impossibilité d'u-
riner ; les douleurs, les craintes qu'on éprouve sont
incroyables, et durent jusqu'au moment où le chirur-

gien y remédie par un moyen prompt et énergique.

Un écoulement très-abondant, sans douleur en urinant, ne provient pas toujours du canal de l'urètre, il peut être le résultat de l'inflammation, soit de la surface du gland seulement (Balanite), où de la surface interne du prépuce (Posthite). Cet état se reconnaît facilement en ce qu'en pressant l'extrémité du canal il n'en sort pas de pus. Il se caractérise encore par le gonflement du gland, du prépuce, et par la démangeaison et souvent la douleur qu'on éprouve dans cette partie. *Balanite. Posthite.*

L'inflammation comprend souvent la surface du gland et du prépuce : alors l'écoulement est très-considérable; il est presque impossible de découvrir le gland, qui est d'un rouge vif, fortement irrité et gonflé. *Balano-posthite.*

Cette impossibilité de découvrir le gland peut avoir lieu lorsqu'il existe des chancres ou des excroissances syphilitiques sur le gland ou sur la surface interne du prépuce. Cette impossibilité a lieu également lorsqu'il existe une inflammation du canal de l'urètre, compliquée de fissures, de petites crevasses à l'extrémité libre du prépuce, qui alors se rompt, se déchire à chaque effort qu'on peut faire pour découvrir le gland. Un semblable résultat peut être amené par un ou plusieurs chancres. *Phimosis.*

Lorsqu'il y a phimosis, il peut arriver que, par des efforts tentés imprudemment, on parvienne à découvrir le gland : ce dernier étant alors fortement *Paraphimosis.*

serré à sa base par la striction de l'extrémité libre du prépuce, se gonfle, ainsi que toutes les parties environnantes, et, si l'on n'y remédie immédiatement, ce gonflement est susceptible d'acquérir un tel degré, qu'il devient impossible de rabattre le prépuce sur le gland ; l'engorgement devient alors si considérable, que, pour éviter la gangrène, qui devient imminente, on est obligé de débrider, de couper la partie du prépuce qui occasione l'étranglement.

Le plus ordinairement, le virus vénérien, soit qu'il reste déposé dans les petits replis de la peau du prépuce, soit qu'il porte une action vive sur le gland, détruit plus ou moins ces diverses parties. Lorsque l'épiderme est enlevé seulement, et le corps de la peau à peine entamé, il y a exulcération ; il y a chancre, ulcération, quand le corps de la peau est détruit, la suppuration plus ou moins abondante ; ils peuvent s'étendre considérablement ; la destruction peut atteindre même le corps de la verge. Ces chancres offrent pour signe caractéristique des bords droits ou coupés en biseau et paraissent être faits comme avec un emporte-pièce, symptôme primitif affectant d'autres régions que les parties génitales. Par diverses causes, des chancres peuvent se développer au pourtour et dans l'intérieur du fondement : dans ce cas la muqueuse du rectum se gonfle, s'enflamme ainsi que le tissu sous-jacent : les déjections sont douloureuses ; ces symptômes, étant négligés, peuvent dégénérer en squirre ou cancer. L'inflammation affecte plus particulièrement le pourtour externe du fondement; alors la peau, autour et proche de l'orifice anal, se gonfle et se plisse en rayons divergens; et, si l'on écarte ces plis formés par la peau, on trouve, dans l'intervalle de la plupart d'entre eux, des ulcérations plus ou moins profondes, très-étroites, longues, souvent très-douloureuses et difficiles à guérir, en raison du contact souvent répété des matières fécales et des efforts faits pour aller à la garde-robe.

Si le virus vénérien se trouve en contact immédiat avec la langue ou avec les lèvres, le résultat est le même que pour les parties génitales; seulement, ici, les ulcérations sont blanchâtres à leur surface, presque toujours superficielles et moins profondes, mais gênent beaucoup, sans cependant être par trop douloureuses. Le siége de ces ulcérations a très-souvent lieu aux commissures des lèvres et à la pointe de la langue.

Par défaut de précautions ou de propreté, il peut arriver que, soit après un pansement, soit après avoir touché de la matière virulente, on porte sans réflexion les doigts aux yeux, pour se les frotter, ou au nez, pour faire cesser une démangeaison. Dans ce cas, il survient fréquemment une inflammation qui, pour l'œil, peut acquérir un degré d'intensité extraordinaire. Cette inflammation est toujours très-longue et très-rebelle. L'œil devient rouge, on ne peut pl us douloureux, et acquiert une excessive sensibilité : l'inflammation peut ici parcourir rapidement toutes ses périodes, et entraîner la perte de cet organe, en quelques jours, malgré le traitement antiphlogistique le plus méthodique.

Ulcère du nez. Au nez, ce sont de petits boutons qui surviennent, puis s'ulcèrent, et auxquels il est facile de remédier quand le caractère du mal est bien reconnu.

Ulcères contractés par coupure. Si une partie quelconque de la surface du corps se trouve simplement excoriée ou dénuée de son épiderme, et que cette partie soit mise en contact avec du pus vénérien ou de la matière d'un écoulement, la contagion est immédiate, les progrès très-rapides; l'absorption ici est instantanée; le mal se manifeste à l'instant même; un ulcère vénérien se caractérise; d'abord la partie affectée s'enflamme, devient douloureuse. Si c'est au doigt, au nez, des moyens simples peuvent bien dissiper d'abord l'inflammation; mais la plaie ne se guérit pas; elle fait des progrès en profondeur et en largeur; ses bords sont découpés à angle presque droit; l'odeur du pus est très-forte; ce dernier est peu épais et d'une couleur jaune ou jaune-verdâtre; si la maladie vénérienne est susceptible de pouvoir être gagnée de la sorte, on doit bien penser que rien n'est plus facile que de la contracter ou de la communiquer par une coupure, une plaie ou une excisoire.

Chez les personnes dont le système lymphatique est doué d'une force d'absorption très-active, et qui sont affectées d'un écoulement ou d'un chancre, il survient souvent aux aines un engorgement.

Dans un très-grand nombre d'écoulemens ou de chancres vénériens à la verge, il survient aux aines un engorgement des glandes inguinales qui se caractérise par un gonflement, de la gêne et de la douleur ; si on ne porte pas des moyens prompts, la partie engorgée s'enflamme fortement, empêche de marcher, augmente bientôt de volume, devient tendue, rouge, très-douloureuse ; peut même acquérir la valeur d'un gros œuf de poule, et se terminer, par le défaut de soin, en une abondante suppuration, qui demande à être évacuée le plus promptement possible. Dans ces circonstances, si les pansemens ne sont pas bien réguliers, bien méthodiques, le mal fait souvent des progrès effrayans ; la peau se décolle ; des fistules, des clapiers, peuvent se former, et ce grave symptôme peut encore acquérir aujourd'hui, malgré toute la perfection de nos traitemens, le caractère de pourriture d'hôpital.

Un bubon peut se manifester seul après une cohabitation suspecte et sans avoir besoin d'être précédé d'un ulcère et d'un écoulement.

Par suite de l'irritation occasionée par un chancre, on voit quelquefois des vaisseaux lymphatiques s'enflammer. Ces vaisseaux, si petits, à peine visibles, deviennent sensibles au toucher, font l'effet d'une petite corde tendue ; ils sont alors doulou-

Poulain, bubon, ou § adénite.

Pourriture d'hôpital.

Inflammation des vaisseaux lymphatiques de la verge.

reux , gênans , et situés le plus ordinairement sur le dos de la verge.

Affections syphilitiques primitives chez la femme.

Blennorrhagie chez les femmes.

Les écoulemens chez les femmes sont toujours plus abondans , et ordinairement bien moins douloureux que chez l'homme ; en compensation, ils sont plus difficiles à traiter, et laissent toujours, après leur disparition , des fleurs blanches plus considérables qu'avant la maladie. Le siége des écoulemens varie ; il peut d'abord avoir lieu sur toute la surface des parties génitales extérieures.

Urétrite.

Inflammation et ulcération du col de la matrice.

Il peut affecter quelquefois, mais rarement, le canal de l'urètre ; plus fréquemment, l'inflammation s'étend et affecte souvent toute la muqueuse vaginale , arrive jusqu'au col de la matrice, qui s'enflamme, s'ulcère très-souvent ; il est de ces ulcères qui, par leur siége dans l'intérieur du col, et quelquefois même jusqu'au dedans de cet organe, ne pourraient être reconnus même avec le spéculum ; ils sont très-rebelles, difficiles à soigner, et la source d'écoulemens , qui souvent rendent les secours de la médecine impuissans.

La couleur des taches faites par un écoulement vénérien chez une femme varie beaucoup ; elle est moins franche et plus difficile à caractériser que chez l'homme ; cette difficulté augmente encore si la femme a naturellement beaucoup de fleurs blanches , et surtout si cet écoulement est déjà passé à

l'état chronique. Malgré cette apparente difficulté, un
œil exercé reconnaît assez promptement un écoulement vénérien par une teinte spéciale, jaune plus ou
moins foncée, diminuant de couleur près des bords,
lesquels sont toujours formés par un cercle d'une
couleur différente et légèrement brunâtre ; la matière
de l'écoulement tient davantage au linge, l'odeur
est aussi plus forte ; l'écoulement aigu se reconnaît
très-facilement à une simple inspection, par la couleur jaune verdâtre et par l'examen des parties enflammées.

La femme est beaucoup plus sujette que l'homme *Excroissances*
à avoir des excroissances syphilitiques : elles sont
quelquefois en nombre infini ; il y en a chez lesquelles
les surfaces des grandes et des petites lèvres et le
canal vaginal en sont tapissés, spécialement de
l'espèce désignée sous le nom de *choux-fleurs* et de *Choux-fleurs.*
poireaux. Les premières (les choux-fleurs) sont d'un
beau rouge vif : ils ont absolument, en petit, la
forme de la plante dont ils portent le nom. Pour les
secondes (les poireaux), la peau altérée s'allonge en *Poireaux.*
forme demi-sphérique, ne change pas de couleur,
et ne devient blanchâtre qu'au sommet ; en le pressant il sort par un petit orifice un pus épais, con-
cret, en petite quantité, ressemblant à un petit ver.

Les ulcérations chez la femme sont beaucoup plus *Ulcères.*
fréquentes, et susceptibles d'être en bien plus grand
nombre que chez l'homme. Elles sont moins profondes, mais plus larges et souvent situées dans les

replis des caroncules myrtiformes, à l'entrée du canal ; le plus ordinairement, elles ont l'apparence d'exulcérations ; l'épiderme seul paraît enlevé, et la portion du derme correspondant est un peu engorgée. Ce mode d'ulcération lui a fait donner le nom de pustule humide. Il est souvent très-douloureux, mais facile à guérir.

L'inflammation syphilitique dans beaucoup de cas , soit de blennorrhagie , soit de chancre, peut s'emparer des grandes et des petites lèvres : alors la partie malade devient énorme , excessivement douloureuse ; les petites lèvres dépassent les grandes, deviennent dures , tendues, la sérosité qui les distend les fait paraître quelquefois comme transparentes à leur sommet. Cet état est peu grave et se termine , pour la première fois, rarement par suppuration.

Les affections de l'anus, chez les femmes , sont susceptibles de devenir plus graves et plus rebelles que chez l'homme : la cause dans ce cas résulte de ce que l'écoulement des parties sexuelles participe toujours plus ou moins de la nature du mal ; assise ou couchée, la matière sécrétée prend naturellement la direction de l'anus ; le contact est alors constant , et, par ce moyen , la maladie entretenue indéfiniment. Le caractère des symptômes ne diffère pas de celui observé chez l'homme.

Le mamelon est très-susceptible d'être affecté d'inflammation vénérienne et de chancre. La con-

tagion est facilement produite par le nourrisson
qui aura de petits ulcères aux lèvres ou dans la
bouche (qu'on considère comme des aphthes); mais,
en examinant bien cet enfant, on découvrira d'autres symptômes vénériens , et presque toujours
des boutons lenticulaires aplatis, d'un rouge cuivreux, sans suppuration, situés au bas du dos, aux
fesses et aux parties internes des cuisses. Ici, la cause
se renouvelant sans cesse par l'allaitement, la contagion peut être rapide ; il se manifeste d'abord une
forte irritation du bout des seins, avec difficulté et
souvent impossibilité de donner à téter, occasionée
par de petites ulcérations qu'on prend pour des crevasses; l'ulcération s'agrandit, le sein se gonfle, les
vaisseaux lactifères même s'enflamment; si l'on n'est
pas soigné rationnellement , le sein devient très-
volumineux , dur, rouge ; la suppuration s'établit;
un point saillant se forme, et, soit qu'il s'ouvre seul
ou qu'on le perce, il donne écoulement à une incroyable quantité de pus , mêlé de sang et de lait.

Si par malheur la nature du mal n'est point encore reconnue, alors les symptômes inflammatoires
peuvent bien cesser, les points ulcérés se cicatrisent; mais il restera toujours un gonflement un peu
plus considérable que du côté sain ; dans ce cas, la
glande mammaire offre de petites duretés , des
points d'induration, qui, à l'époque de la cessation
des règles , s'irritent , s'enflamment facilement , et
finissent par dégénérer en cancer.

Symptômes syphilitiques secondaires.

On nomme *symptômes syphilitiques secondaires* les cas de maladies vénériennes qui reviennent, qui reparaissent sans infection nouvelle, et qui sont presque toujours précédés, à une époque plus ou moins éloignée, de symptômes primitifs mal soignés ou mal guéris.

Écoulement chronique.

On peut regarder comme symptômes secondaires un écoulement de plusieurs mois de durée passé à l'état chronique, survenu à la suite ou étant la continuation d'une blennorrhagie syphilitique bénigne en apparence, pour laquelle le médecin n'aura administré à son malade que des préparations insignifiantes, antiphlogistiques seulement. On peut regarder encore comme symptômes secondaires un écoulement qui aura été traité ainsi, et supprimé par l'emploi du baume de copahu ou par des injections astringentes, ou toute autre préparation analogue, et qui aura reparu sans affection nouvelle à une époque plus ou moins éloignée de sa disparition ; ces écoulemens chroniques durent quelquefois des années, et des accidens sans nombre, souvent très-graves, peuvent provenir de cette manière de traiter.

Rétrécissement du canal de l'urètre.

De cette disparition résulte le plus souvent un rétrécissement, une diminution de la capacité du canal de l'urètre. Le jet de l'urine diminue graduellement, et finit par devenir comme un fil, si l'on n'a pas recours au médecin. Si, pour y remédier, on n'emploie que des moyens de dilatation seulement, la cure n'est jamais de longue durée; le canal se rétrécit de nouveau , ou il survient d'autres symptômes qui forcent à suivre un traitement. Ce cas est très-fréquent ; on le rencontre très-communément dans la société. On reconnaît souvent les personnes qui en sont affectées par la longueur du tems qu'elles sont obligées de mettre à uriner ; elles ont un air de santé et ne paraissent nullement être malades. Cette situation dure pendant bien des années ; elle est très-fréquemment la cause d'un catarrhe de la vessie; un traitement bien rationnel ne manque jamais de faire disparaître le rétrécissement et l'écoulement qui pourraient exister.

Quelquefois on est consulté par des personnes qui rendent, sans douleurs, presque chaque fois qu'elles urinent, une petite membrane d'un pouce à un pouce et demi de longueur , de la grosseur d'un fil ordinaire , et qu'elles prennent souvent pour de petits vers ; cela les inquiète beaucoup. Cette membrane n'est qu'un peu de pus concrété , qui se trouve être le résultat de l'inflammation chronique des vaisseaux qui conduisent la semence dans le canal de l'urètre. Cette affection est un reste d'une ancienne maladie syphilitique , demande un traitement , et disparaît avec beaucoup de peine.

Le jet de l'urine est quelquefois diminué par des excroissances qui peuvent se développer dans le canal ; ces excroissances peuvent être vénériennes et peuvent aussi quelquefois ne participer nullement de ce caractère. Il est assez facile de faire cette distinction. Dans les cas où elles sont syphilitiques, ce symptôme n'est pas le seul, il en existe constamment d'autres ; on remarque, en outre, que la diminution du jet de l'urine s'est faite rapidement.

Excroissances non syphilitiques. Dans les cas d'excroissances non syphilitiques, le jet de l'urine a diminué très-lentement, on n'observe aucun symptôme vénérien, et il existe toujours, sur la verge ou sur d'autres parties du corps, des poireaux ou des verrues. Dans cette circonstance la cautérisation est indispensable. Dans le cas d'excroissances syphilitiques, la cautérisation est insuffisante, il faut un traitement. Le caractère le plus distinctif de ces excroissances est une dureté, une grosseur plus ou moins considérable, qu'on sent au dessous de la verge, à la partie qui correspond immédiatement à l'endroit où la sonde trouve obstacle.

Ulcère du canal de l'urètre. On rencontre souvent des écoulemens muqueux, purulens, sans douleur, qui sont dus à des ulcères dans le canal. Ces ulcères peuvent être occasionés par une érosion ou un déchirement fait avec une sonde ; ils sont le plus ordinairement la suite d'une rupture incomplète du canal de l'urètre, dans une blennorrhagie aiguë avec écoulement de sang, et qui aura été traitée imparfaitement. Ces ulcères se reconnaissent par la consistance de la matière, qui est un peu moins gluante, moins filante que celle de l'écoulement ordinaire, par un petit point engorgé et à peine douloureux, qu'on sent en palpant le canal ; ils se reconnaissent aussi à l'aide d'une sonde, car, au moment où elle touche la partie ulcérée, le malade éprouve de la douleur. La sonde est retirée couverte de sang, et quelquefois cette opération détermine une hémorrhagie urétrale rarement abondante.

Après un traitement imparfait, subi pour une irritation vénérienne primitive de l'anus et d'une partie du périnée, il survient souvent une inflammation chronique de ces parties. Cette irritation peut se concentrer en un seul point ; alors la partie affecte une forme allongée, s'engorge, se durcit, et l'état naturellement plissé de la peau au pourtour de l'anus fait prendre à ce gonflement une forme semi-elliptique qui a son bord libre, est très-mince, et se termine, dans presque toute son étendue, en arête, tandis que la portion adhérente à la peau forme une bosse d'une demi-ligne à deux lignes d'épaisseur, selon le volume de cette excroissance, ce qui la fait ressembler à la crête d'un coq. Le même mode d'altération se représente quelquefois sur la ligne qu'on nomme raphé, qui semble diviser la peau des bourses en deux parties par leur milieu, et qui, partant de la verge, se prolonge jusqu'au fondement.

Des ulcérations vénériennes non primitives, sur- venues, sans affection récente, aux lèvres, aux parois buccales, au voile du palais, à l'arrière-bouche ou à la langue, sont un symptôme secondaire assez fréquent, et qui souvent est susceptible d'occasioner d'effrayans ravages. Toutes ces ulcérations diffèrent entre elles non seulement par leur siége, mais aussi par les divers caractères, les diverses formes qu'elles peuvent offrir, selon qu'elles affectent l'une ou l'autre de ces parties. Ainsi, pour les lèvres, ce sont les angles ou les commissures : celles-ci sont plus difficiles à faire disparaître que d'autres qui peuvent se manifester au milieu et sur les bords. Cette difficulté réside dans les mouvemens qu'on est obligé de faire, soit pour parler, soit pour manger, et bien plus encore pour bâiller; les ulcérations du corps des lèvres sont blanchâtres à leur surface, elles sont entourées d'une auréole inflammatoire. Les bords sont rouges, découpés à angle droit, tant que le mal fait des progrès; cette élévation des bords disparaît complètement aussitôt que la guérison s'opère; si ces chancres sont négligés ou mal soignés, ils changent de caractère, peuvent devenir cancéreux, et occasioner la destruction de la partie affectée.

Ceux qui sont sur la langue se trouvent presque toujours sur les côtés; ils sont peu profonds, allongés et de forme irrégulière; ceux qui sont sur la pointe de la langue sont ronds, petits, plus enflammés et plus profonds : l'un et l'autre gênent beaucoup pour parler et pour manger.

La luette, les piliers du voile du palais, les amygdales et la portion de la muqueuse buccale qui se trouve derrière les dents de sagesse, sont aussi très-souvent atteints d'ulcérations syphilitiques. Les progrès qu'elles peuvent faire sont ici affreux, épouvantables. Les parties affectées peuvent se ronger, se détruire complètement, et tout peut disparaître. Par l'effet d'un mauvais traitement, le mal s'étend, gagne les os palatins, les détruit, établit alors communication avec l'intérieur du nez, et change le timbre de la voix, qui devient nasillarde, gutturale. Toujours ces ulcérations, avec perte de substances, sont horribles ; elles gênent considérablement la déglutition. Même après la guérison, une odeur infecte s'exhale de la bouche des malades ; et, si on fait écarter le plus possible les mâchoires, on voit que la bouche et l'arrière-bouche ne forment plus qu'une effrayante cavité ; cependant rien n'est plus facile que d'empêcher d'aussi fâcheux résultats.

Des chancres se développent assez souvent, mais plus rarement, sur la membrane muqueuse qui est tout-à-fait dans le fond de la bouche, et qui recouvre la colonne cervicale ; ils prennent le plus fréquemment une forme elliptique ; leur fond est grisâtre. Ils attaquent presque toute l'épaisseur de la membrane muqueuse ; ils peuvent s'étendre, s'agrandir, mais ils affectent rarement la colonne vertébrale.

Ulcères du nez.

Des chancres secondaires se développent assez fréquemment dans l'intérieur du nez, gagnent souvent un peu la partie supérieure de la lèvre correspondante ; ils détruisent, quand ils ne sont pas soignés promptement et énergiquement, la cloison Destruction syphilitique du nez. nasale. Le nez, alors, s'aplatit, s'efface et semble disparaître. D'autres fois le mal commence par attaquer les ailes du nez : elles se fendent ou se perforent et se détruisent ; la destruction de la cloison nasale procure la disparution complète du nez. Il résulte de là qu'après la guérison, au lieu du nez, il ne reste plus qu'un ou deux trous.

Ulcères syphilitiques de la muqueuse des intestins. Une affection syphilitique, heureusement assez rare, consiste dans le développement d'ulcères affectant une plus ou moins grande étendue de la membrane muqueuse des intestins ; quand ils sont nombreux, le malade court un grand danger s'il ne subit pas un traitement rationnel. Ces ulcérations manifestent leur présence par des selles moitié purulentes, moitié matière fécale, liquides, et ordinairement d'une abondance étonnante. J'ai vu des malades qui allaient jusqu'à quarante fois par jour à la garde-robe. Dans cet état, le sujet est affecté d'une fièvre lente, continue, et d'une grande faiblesse : il est toujours extraordinairement maigre ; le teint est jaune, les yeux renfoncés dans leur orbite. Les antécédens du malade, l'impossibilité de faire disparaître cette diarrhée par des moyens ordinaires, et la présence d'autres symptômes vénériens caractéristiques, ne laissent aucun doute sur la cause et sur la nature de cette maladie.

Le virus vénérien peut affecter la peau de diverses manières : ce sont quelquefois des plaies qui dé-génèrent en ulcères larges, profonds; ils surviennent fréquemment sur le dos de la verge, après l'application de sangsues ordonnées pour dissiper l'inflammation, soit du canal de l'urètre, soit des testicules. D'autres fois, le virus vénérien semble vouloir se faire jour à travers toutes les parties du corps. Ce sont d'abord des boutons qui se présentent souvent sous l'apparence de furoncles, et qui finissent par être de larges ulcères, à bords coupés en biseau, dont le fond est tapissé d'une suppuration épaisse, filante et légèrement grisâtre. J'en ai compté cent quatre-vingt-sept sur un seul malade, dont le plus petit était de la largeur d'un centime, et le plus grand de celle d'une pièce de cinq francs. Ce malade mourut après deux mois d'un traitement infructueux.

Sous le nom d'éphélide, d'ichthiose et de syphilide, on comprend diverses affections de la peau, connues sous le nom de taches hépatiques, de peau écailleuse, de psoriasis, de pustules, de dartres squammeuses, croûteuses, de pustules ulcérées ou serpigineuses. Ces diverses maladies ont presque toujours pour cause primitive une affection vénérienne mal soignée ; cette cause peut être innée et

provenir de parens affectés de syphilis imparfaitement guérie.

Taches
hépatiques.

On nomme taches hépatiques ces taches jaunâtres , de couleur uniforme , sans inflammation de la
peau , qui viennent en plus ou moins grand nombre , qui sont plus ou moins larges , et presque toujours de forme irrégulière ; elles se montrent spécialement sur le sein , au col , au creux de l'estomac
et aux parties supérieures et internes des cuisses.
Lorsqu'elles existent depuis long-tems , elles deviennent un peu écailleuses et se rapprochent du
caractère de la dartre furfuracée. La peau n'augmente pas sensiblement de volume; quelquefois on
éprouve une légère démangeaison. J'ai vu très-peu
de personnes affectées de taches hépatiques , qui
n'aient eu une ou plusieurs maladies vénériennes ,
dont le traitement avait toujours été imparfait.

Ichthiose.

Une ichthiose est caractérisée par une peau sèche , rugueuse ; l'épiderme s'écaille , il n'y a point
de rougeur , point de boutons , point de douleur ,
un peu de gêne seulement ; la peau est à peine changée de couleur. Cette maladie est presque toujours
innée ; elle affecte rarement les adultes , mais spécialement les enfans dont les parens sont malsains ,
et qui ont eu des syphilis imparfaitement traitées :
cette maladie disparaît très-difficilement lorsqu'elle
a plusieurs années d'existence. On comprend , sous

Psoriasis.

le nom de psoriasis une espèce de dartre bouton-
neuse , squammeuse , qui a plusieurs caractères , se-

lon les diverses parties qu'elle affecte; au milieu du
cuir chevelu, ce sont des espèces d'écailles fines
formées par l'épiderme. La peau est ordinairement
d'un rouge foncé, quelquefois elle ne change pas de
couleur; elle est un peu douloureuse et procure une
légère démangeaison. Aux tempes, sur le front, à
la racine des cheveux, la peau est d'un beau rose
un peu foncé, et les écailles de l'épiderme sont fines
et nacrées. Dans ces diverses parties, il y a démangeaison ou cuisson; quelquefois cette douleur occupe tout le tour de la tête. Sur les joues, aux bras
et à la poitrine, le psoriasis se montre sous la forme
de petits boutons qui sont en très-grand nombre;
ils prennent souvent la forme d'une éruption mil-
liaire; la peau est rouge après la période inflammatoire; l'épiderme s'écaille; le malade éprouve
des picotemens semblables à ceux que procureraient
des épingles; d'autres fois ce sont des démangeaisons insupportables. Ces boutons peuvent quelquefois être en moins grand nombre, se montrer par
groupes au front, au nez et au menton : ils sont Boutons
sur la figure.
alors gros comme des graines de chènevis, ils don-
nent un peu de suppuration; après, ils restent long-
tems un peu aplatis, rouges, et semblent se rapprocher de la forme des pustules; ils se caractérisent aussi par la facilité qu'ils ont de guérir au centre, et de former une espèce de cercle ou de portion de cercle plus ou moins régulière, dont le milieu
est formé par de la peau saine. Cette variété gêne

plus qu'elle n'est douloureuse. La même affection se caractérise différemment à la face palmaire (des mains) et plantaire (des pieds); aux mains, surtout, la peau se gonfle, se gerce dans les replis qui correspondent aux articulations des doigts; les gerçures sont profondes, très-gênantes et douloureuses; l'épiderme environnant s'épaissit considérablement et s'enlève par squammes très-épaisses. Il se fend entre chaque repli de la peau, laquelle est sèche et rugueuse. Cet état se complique aussi de pustules sèches, très-plates, d'un rouge pâle. Cette maladie se rencontre fréquemment dans la société, chez les dames surtout; elle est difficile à guérir et exige l'emploi du mercure.

On nomme pustule une élévation de la peau, circonscrite, de forme circulaire qui se manifeste de préférence sur plusieurs parties du corps. On les distingue en sèches et humides.

Les pustules sèches sont ordinairement de la grandeur d'un lentille, d'un rouge vif, cuivré, dures au toucher, peu ou point douloureuses, et devenant squammeuses quand elles se guérissent : elles se montrent spécialement au dos, à la poitrine, aux parties latérales du thorax, aux bras, aux mains et aux jambes; elles sont constamment un symptôme de syphilis invétérée.

On nomme pustules humides les mêmes taches, mais qui sont recouvertes d'une matière ichoreuse, quelquefois purulente; cette matière se concrète, forme une croûte plus ou moins épaisse, coniforme, particulièrement au cuir chevelu. Sur les autres parties du corps, ces pustules sont ordinairement d'un rouge moins cuivré que celles qui sont sèches; elles paraissent plus enflammées; elles sont un peu douloureuses, et se montrent de préférence sur la face, et particulièrement au front. Elles sont dans cet endroit en très-grand nombre, et prennent souvent une forme circulaire qui leur a fait donner le nom de *couronne de Vénus*.

Couronne de Vénus.

Une dartre peut être considérée comme vénérienne lorsqu'elle offre un aspect spécial, tel qu'une couleur inflammatoire d'un rouge cuivreux sur les bords et au-dessous des plaques écailleuses, épaisses, jaunâtres, suintant plus ou moins et toujours accompagnées de vives démangeaisons et de tension de la partie affectée. Le caractère vénérien se confirme encore par les antécédens du malade, et souvent la concomitance d'autres symptômes analogues ne laisse ordinairement aucun doute sur le caractère vénérien, qui, est encore confirmé par la nature du traitement, qui dans ce cas, doit être différent de celui des dartres ordinaires.

Dartres syphilitiques.

Elles se montrent sous la forme de larges plaques rondes, épaisses, et un peu humides au bas-ventre et aux avant-bras; elles sont ordinairement plus petites, toujours rondes, plus sèches et pâles au centre; aux parties internes des cuis-

ses, elles sont très-larges, souvent rondes, mais
Dartres squammeuses plus ordinairement irrégulières, jaunâtres ou d'un rouge pâle, constamment plus foncé aux bords; elles sont presque toujours sèches, gênant ordinairement très-peu, quelquefois elles sont très-petites, en très-grand nombre, répandues sur toute la surface du corps ; alors elles se rapprochent de la forme des pustules; mais elles ne sont pas si élevées, et la peau n'est pas si épaisse. Quand elles passent à l'état chronique ou qu'elles sont mal soignées, elles acquièrent un peu la couleur jaune des taches hépatiques.

Quelquefois, au milieu de ces dartres syphilitiques squammeuses, il s'élève des espèces de pustules humides qui se recouvrent de croûtes plus ou moins épaisses, plus ou moins larges, jaunâtres; la peau est d'un rouge cuivreux, plus foncé, et enflammé **Dartre ulcère.** à la circonférence; elles se montrent de préférence à la face, au col, à la poitrine et aux bras. Si cette maladie n'est pas soignée, la peau peut s'altérer et s'ulcérer légèrement sous ses croûtes ; cette espèce n'affecte aucune forme particulière, elle s'étend plutôt en longueur qu'en largeur ; elle guérit indistinctement au milieu ou aux extrémités : c'est **Dartre serpigineu. r.** cette forme irrégulière qui lui a fait donner le nom de dartre serpigineuse. Cette espèce est très-douloureuse, dégoûtante et très-difficile à guérir ; tandis que les autres cèdent facilement à un bon traitement.

Pelade, alcpécie, ou Quelquefois, à la suite d'une maladie syphilitique imparfaitement guérie , et qu'on croit disparue, on chute des che-
veux. est tout étonné de voir les cheveux tomber d'une manière extraordinaire. Il n'y a pas de douleur, le cuir chevelu ne paraît nullement être affecté ; et cependant la plus grande partie des cheveux tombe ; des places même assez étendues en sont entièrement dégarnies , et ceux qui restent croissent difficilement. Cette chute des cheveux, ou alopécie, est le résultat de l'altération des bulbes ou racines des cheveux par le virus syphilitique; elle survient aussi quelquefois à la suite d'une maladie grave. Ce symptôme est facile à combattre : rien n'est plus aisé que d'arrêter cette chute des cheveux ; mais il faut un traitement anti-syphilitique complet.

Parmi les causes morbifiques internes de l'alté- Onglade.
Perte des
ongles. ration des ongles, la syphilis est regardée comme la plus fréquente , la plus générale. Cette maladie se caractérise de plusieurs manières : souvent c'est une inflammation de la racine de l'ongle qui se termine par un petit abcès , après avoir détruit la matrice , ou la racine de celui-ci; l'ongle est alors frappé de mort ; il faut qu'il tombe, ce qui ne se fait qu'après un tems plus ou moins long. Un autre repousse dessous , mais il est difforme , rugueux, inégal. Il y a presque toujours altération de plusieurs ongles à la fois. Un autre mode de désorganisation occasioné par le virus syphilitique, mais bien plus rare , est une espèce de desséchement, de racornissement de l'ongle ; quelquefois il semble

pousser de travers et se recourber de côté ; la matrice de l'ongle ici est imparfaitement détruite ;
malgré cela, il en repousse un autre, toujours très-
lentement et pas aussi difforme. Ces ongles ainsi
malades ne reprennent jamais leur état naturel.

Douleurs vénériennes. Il résulte le plus ordinairement d'une maladie
vénérienne négligée, ou mal soignée, des douleurs
qui offrent un caractère tout particulier, et que
nous allons décrire. Ces douleurs n'ont pas d'é-
poque fixe pour leur apparition : elles peuvent survenir immédiatement après un traitement anti-
vénérien infructueux. On a cependant l'habitude de
ne les observer que cinq, dix, quinze et quelquefois vingt ans après la maladie primitive. Leur présence est la conséquence de l'affaiblissement du
tempérament par des excès ou par l'âge, à la suite
de chagrins ou d'affections morales vives.

Ces douleurs offrent bien des degrés. Étant la
suite, la preuve d'une infection complète, elles
commencent d'abord par simuler une courbature
générale ; on éprouve une faiblesse plus ou moins
grande dans les membres, un découragement, un
accablement qui vous étonnent, vous surprennent
et vous rendent triste. Cette tristesse vous rend
moins apte, moins actif pour le travail ; on néglige
ses occupations, ses affaires, sans se rendre positivement raison d'une aussi étrange situation. Cet
état peut durer plus ou moins long-temps, à un
degré plus ou moins prononcé. Chez quelques per-

sonnes, cette mauvaise disposition peut exister des années. Cet état vague de souffrance, de malaise, sans cause connue, apparente, s'accompagne souvent de douleurs vives, aiguës, intolérables. Le jour, le malade est quelquefois assez calme; mais le soir, aussitôt qu'il est couché, les douleurs deviennent sourdes, profondes, donnent des élancemens qui souvent sont tels, que le malade ne peut dormir. Il ne peut endurer la chaleur du lit : l'heure du repos est pour lui l'heure des souffrances. Ces douleurs peuvent siéger dans plusieurs parties de notre corps. On les observe le plus communément sur les parties correspondant à la face interne du tibia, au crâne, moins souvent aux clavicules, au sternum, aux omoplates, et plus rarement encore dans l'épaisseur d'un membre. Le siége spécial de ces douleurs réside dans l'inflammation syphilitique d'une membrane fibreuse qui enveloppe tous les os en général. C'est elle qui est le plus particulièrement affectée. Si l'inflammation est locale et n'occupe qu'un seul point, il y a un léger gonflement, toujours un peu dépressible sous la pulpe des doigts. Ce gonflement, cet empâtement qui s'accompagne toujours d'une grande sensibilité au moindre contact, est susceptible, par les progrès de la maladie, de prendre, dans un de ses points, une augmentation de volume de forme ovoïde ou demisphérique. L'envahissement du mal continuant, cette tumeur peut tomber en suppuration et carier l'os correspondant. L'inflammation syphilitique peut exister sur toute la surface de l'os ; alors, la portion de peau qui, dans l'état sain, est presque collée immédiatement au périoste, offre, entre elle et ce dernier, une espèce de léger gonflement œdémateux, dépressible avec l'index, mais avec moins de douleur que si l'inflammation était concentrée.

Des douleurs vénériennes peuvent se caractériser dans l'épaisseur des membres sans aucune altération apparente du tissu. Les mouvemens deviennent alors difficiles ou impossibles. D'autres fois elles se fixent sur un organe quelconque, et simulent une affection entièrement étrangère à celle qui existe ; c'est ainsi que j'ai vu un homme se plaindre de douleurs si fortes aux testicules, que souvent elles lui arrachaient des cris. Traitées pendant long-temps pour une névralgie, elles ne se calmèrent et ne disparurent que par un traitement anti-vénérien de trois mois.

Lorsqu'elles se fixent à l'estomac, elles simulent, soit une gastrite, soit une gastralgie. Le malade se plaint toujours de son estomac ; c'est à ce viscère que toutes ses idées se rapportent pour exprimer la sensation douloureuse qu'il y éprouve ; et cependant peu de personnes le comprennent. Car il digère assez bien ; mais il mange toujours avec crainte, fait nombre de remèdes, et se débarrasse enfin, par un traitement anti-vénérien, de ses anciens et douloureux symptômes. Ce même genre de douleurs peut se fixer au foie ; alors une tristesse continue , des pensées moroses, sinistres, s'emparent des malades ; son teint devient un peu jaunâtre, son corps maigrit ; il mange irrégulièrement. Cette situation , qui peut durer bien des années , et qui n'est bien sentie, appréciée que par le malade, influe sur toutes ses actions en général , et peut quelquefois leur imprimer un caractère de rigorisme et même de cruauté.

Ces douleurs affectent les reins; le malade se plaint, il est traité pour des coliques néphrétiques. Si c'est à la vessie, il s'inquiète, s'alarme, croit avoir la pierre, se fait sonder, et l'absence même des calculs ne le rassure pas entièrement. Si elles s'emparent des articulations, toutes ces douleurs ressemblent si bien aux rhumatismes, que rien n'est plus ordinaire que de les confondre.

Si, après avoir consulté un médecin , le malade se soumet à un nouveau traitement, et que ce dernier soit encore incomplet; mais qu'il ait été cependant assez actif pour diminuer ou faire disparaître simplement le gonflement œdémateux et les douleurs dont j'ai déjà parlé, alors il pourra bien être calmé pendant quelque temps; mais du défaut d'action du médicament, il résulte, non Exostose. seulement après une époque peu éloignée, la réapparition de tous les symptômes , mais aussi l'affection réelle des os qui, à leur tour, se gonflent dans un point plus ou moins concentré : la grosseur est plus forte, plus dure que dans la périostose ; les douleurs, quoique aussi fortes, sont plus constantes, plus uniformes ; il y a une plus grande difficulté de marcher dans la période inflammatoire. Très-souvent, à la suite d'un traitement, cette grosseur, ce gonflement de l'os, persévèrent ; alors, il n'y a plus de douleur, même au toucher ; il n'existe aucun sentiment de gène, il y a *éburnation* de l'os. Cependant, si le traitement a été complet ce gonflement doit disparaître lentement, il est vrai, mais totalement. S'il persiste, le traitement aura été encore insuffisant, et les symptômes reparaîtront. Tous ces soins imparfaits mettent les malades sous l'influence d'une foule de symptômes nouveaux : toute l'économie animale participe de l'infection vénérienne devenue générale ; c'est alors que se manifestent tous ces cas douteux de syphilis qu'on nomme larvés, véritable labyrinthe où toutes les idées médicales se croisent, se confondent, où tout est faux sous l'aspect cependant le plus réel qu'on puisse imaginer.

Ces douleurs, ces périostoses qu'on croyait disparues pour toujours, ne tardent pas à se caractériser de nouveau, et souvent à redevenir plus fortes à la moindre variation, à la moindre intempérie atmosphérique. Quand elles ont leur siége au crâne, elles simulent très-bien ce qu'on appelle *migraine*. Ailleurs, on les qualifie de douleurs rhumatismales ou goutteuses ou de rhumatismes goutteux.

Si le moindre coup, une percussion légère, mais directe, a lieu sur un des os situés superficiellement, il en résulte non seulement une inflammation du périoste, mais aussi une vraie inflammation du tissu osseux; les douleurs sont profondes, presque constantes. Pour certains os, il peut y avoir ramollissement de la partie affectée, et si c'est par exemple un des os du bras, le radius ou le cubitus, alors le bras peut se dévier, se courber un peu. J'ai soigné un homme âgé de trente-cinq ans, qui, après avoir subi quatre traitemens infructueux, avait une exostose de l'arcade sourcillière gauche. Le gonflement gênait tellement les mouvemens des paupières et de l'œil, que le malade commençait à ne plus voir de ce côté. Un autre avait des gonflemens osseux sur le front et sur diverses autres parties du crâne. Ils n'étaient sensibles qu'au toucher : chez lui les mauxdc tête étaient insupportables ; la maladie inconnue fit des progrès, plusieurs os se carièrent. S'étant présenté à moi dans cet état, son traitement a duré trois mois; depuis six ans il était malade.

Ce degré d'affection osseuse est un symptôme grave de la syphilis, en ce qu'il prouve l'altération profonde de l'économie animale, et il n'est pas toujours, comme les anti-virumanes ont bien voulu le dire, la suite de l'administration d'un traitement mercuriel ; c'est la maladie primitive parvenue à ce haut degré, après avoir été traitée par la méthode anti-phlogistique , ou après l'administration d'un traitement mercuriel sans discernement , à trop hautes doses, ou encore résultant de préparations mercurielles qui ne convenaient nullement au tempérament du malade , et en général un traitement mal coordonné et mal suivi. C'est dans des cas semblables que la médecine doit employer toutes ses ressources, qu'elle exige de la part du praticien beaucoup de tact , des connaissances spéciales et une longue expérience ; car si cette altération osseuse devient profonde , elle compromet toujours gravement l'existence. La constitution détériorée, affaiblie du malade, le rend susceptible de contracter une foule d'affections dont il devient souvent la victime.

Parmi toutes les personnes atteintes d'une affection morbide , soit des seins , soit du testicule , il en est infiniment peu qui n'aient eu une ou plusieurs maladies syphilitiques , dont le traitement n'aura pas eu tout le résultat qu'on peut désirer. Souvent, dans une blennorrhagie, chez l'homme , il survient, par une cause quelconque, une inflammation du testicule ; cette inflammation ne se résout presque jamais parfaitement ; il reste constamment un engorgement dur, compact, de l'épididyme, et, plus rarement, du corps même du testicule. Cet engorgement n'offre pas de danger, si le traitement qu'on a suivi a détruit tout germe du mal, et surtout, si une autre maladie ou une seconde inflammation de ce testicule n'a pas lieu. Mais si le traitement a été imparfait ou mal suivi, il arrive quelquefois que, par suite de l'affaiblissement de la constitution, ou par toute autre cause , ce gonflement du testicule devient un peu plus dur , plus sensible au toucher ; le mal reste ainsi quelque tems stationnaire ; mais si l'on n'y remédie, le testicule devient douloureux. Il survient alors une augmentation plus ou moins considérable de l'organe affecté ; les douleurs sont lancinantes, c'est-à-dire piquantes, par élancemens , comme une piqûre faite avec une aiguille ou une lancette. Si on ne se hâte de remédier à ces terribles symptômes par un bon traitement anti-syphilitique, résolutif et calmant, une espèce de fermentation , d'inflammation a lieu dans la partie affectée, qui est alors devenue dure, squirrheuse ; il s'y détermine souvent une suppuration ; le pus , à sa sortie , est extraordinairement infect ; le cordon spermatique, les glandes inguinales, s'engorgent ; un vrai cancer s'établit et amène indubitablement la mort, si on ne se hâte , par une opétion très-douloureuse, de retrancher l'organe malade. Souvent les douleurs sont si intolérables et le mal fait tellement de progrès, que la prudence exige, pour sauver les jours du malade, de ne pas attendre une semblable terminaison pour opérer.

Ces suites cancéreuses de la syphilis sont autrement fréquentes chez les femmes que chez l'homme. La plupart du tems , le traitement qu'elles ont pu

subir l'a été presque toujours en secret : on a hâte
de finir, dans la crainte d'être compromise, et aussitôt les symptômes externes disparus, on cesse tout
remède. Qu'en résulte-t-il? c'est que la femme, douée
d'organes plus sensibles, plus irritables, tels que
la matrice et les seins, doit nécessairement éprouver
des altérations organiques plus graves, plus sérieu-
ses ; c'est pourquoi on ne doit pas hésiter à considérer les trois quarts au moins des cas d'engorgement, de squirrhe, d'ulcérations et de cancer des
seins ou de la matrice comme étant le résultat du
virus syphilitique non détruit. Certes, les chances
sont bien différentes entre deux femmes, dont l'une
sera dans le cas ci-dessus, et l'autre qui n'aura jamais été malade. Si ces deux femmes reçoivent une
contusion un peu forte au sein, par exemple, toutes
deux éprouvent une douleur vive, sans doute ; sou-
mises au même traitement, celle qui sera saine
verra son sein se gonfler, s'enflammer, se durcir,
et puis ensuite diminuer graduellement et ne laisser
aucune trace, après avoir suivi toutes les phases
d'une inflammation aiguë, tandis que chez l'autre,
la douleur, d'abord, persiste ; ainsi que le gonflement, l'engorgement de la glande ne se résout qu'a-
vec beaucoup de difficultés. Long-tems encore après,
à l'époque des règles, ce gonflement se renouvelle,
et presque toujours il reste un petit noyau, une
Squirrhe de sein. petite dureté à laquelle on fait généralement peu
d'attention, mais qui, après un tems plus ou moins

long , des années même , sans cause récente , connue , apparente , devient plus compacte , squirrheuse , augmente même de volume : les douleurs se rétablissent , et si la malade réclame des
soins , et que, dans le traitement, on ne prenne pas
en sérieuse considération cette cause primitive de
la maladie , alors le mal fait des progrès ; l'inflammation s'empare de la tumeur devenue plus volu-
mineuse ; une horrible, une épouvantable ulcération succède au squirrhe : tout se détruit, tout se
ronge ; une plaie hideuse, repoussante, une suppuration infecte, abondante, et d'incroyables douleurs
épuisent, anéantissent la malade. Pour elle, *il n'est
plus de repos* : ses souffrances durent jour et nuit ;
la mort seule y met un terme, et quelle mort ! C'est,
aux yeux du médecin , la plus cruelle, la plus affreuse qui puisse terminer la vie.

Les mêmes conséquences , les mêmes résultats se
représentent pour la matrice ; ils sont même bien
plus fréquens. Que de peines! que de maux ! Combien de souffrances pour une simple négligence !
Qu'il est coupable celui qui, par entêtement, et pour
soutenir une fausse polémique , ou par un intérêt
vil, sordide, expose ainsi ses cliens à une semblable
maladie et à une fin aussi cruelle.

Le système nerveux peut aussi être très-affecté
dans les maladies syphilitiques secondaires, mais
rarement dans les primitives : il arrive, dans ce premier cas, que le malade, sans cause manifeste, sou-

vent même au sein de la prospérité, devient morose, taciturne, fuit la société, se plaint sans pouvoir alléguer un motif réel. Quelques-uns perdent en partie leurs facultés, se désespèrent et sont persuadés qu'ils deviennent fous ; d'autres craignent, s'effraient d'un mal imaginaire, qu'ils se figurent comme réel. Il y en a d'autres qui las de leur existence cherchent à y mettre fin, et souvent réussissent. Cette faiblesse d'esprit, cette aberration des facultés intellectuelles, se rencontrent fréquemment dans la société. Dans la plupart des cas, il reste assez de force et d'énergie morale pour que la personne affectée puisse cacher sa position à tous ceux qui l'environnent ; mais elle n'en souffre pas moins, et les efforts que souvent elle est obligée de faire pour cacher le désordre qui existe dans ses idées, sont inouis, incroyables ; car une souffrance morale peut être supérieure, et surpasser de beaucoup une douleur physique ; et pourtant, malgré ces considérations en apparence si faciles et si graves dans leurs résultats, il arrive presque constamment de ne tenir aucun compte d'une pareille situation : on se contente de regarder le malade comme atteint d'une aliénation mentale. La cause paraît complètement inconnue ; et cependant une si triste situation est susceptible de disparaître, et disparaît presque toujours par un traitement de un à trois mois, bien coordonné et ponctuellement suivi.

Il arrive quelquefois d'être consulté par des malades qui se plaignent d'engourdissement d'un ou plusieurs membres , de fourmillemens et de pico-temens , dans la partie engourdie. Il y a souvent difficulté d'agir et commencement de paralysie. Le malade n'offre cependant aucune apparence de congestion cérébrale ; les saignées , les sangsues n'apportent aucun soulagement aux maux de tête , qui , dans ce cas, sont plus ou moins forts, continus et fixes. En questionnant bien la personne affectée, on acquiert la certitude que tous ces symptômes sont dus à la présence d'exostoses au crâne , ou à des engorgemens, à des excroissances de la dure-mère, lesquelles, la plupart du tems, ne sont pas apparentes, et ne se reconnaissent que par la concomitance des symptômes existans. On déduit sans peine que ces affections, ayant pour condition d'existence une augmentation de volume contre nature de la partie affectée, cette augmentation doit nécessairement comprimer le cerveau, ce qui explique tous les phénomènes détaillés ci-dessus. Ces cas sont graves, souvent mortels, ou longs à disparaître, si la guérison a lieu.

Une plus longue description des symptômes syphilitiques primitifs ou secondaires me forcerait à dépasser les bornes que je me suis prescrites. Je la termine donc ici ; je l'ai mise , autant que possible, à la portée des gens du monde ; puisse cet ouvrage leur être utile et profitable !

FIN.

TABLE

DES MATIÈRES CONTENUES DANS CE VOLUME.

FIN DE LA TABLE.

IMPRIMERIE DE Vᵉ DONDEY-DUPRÉ, RUE SAINT-LOUIS, Nᵒ 46.

9 782329 162096